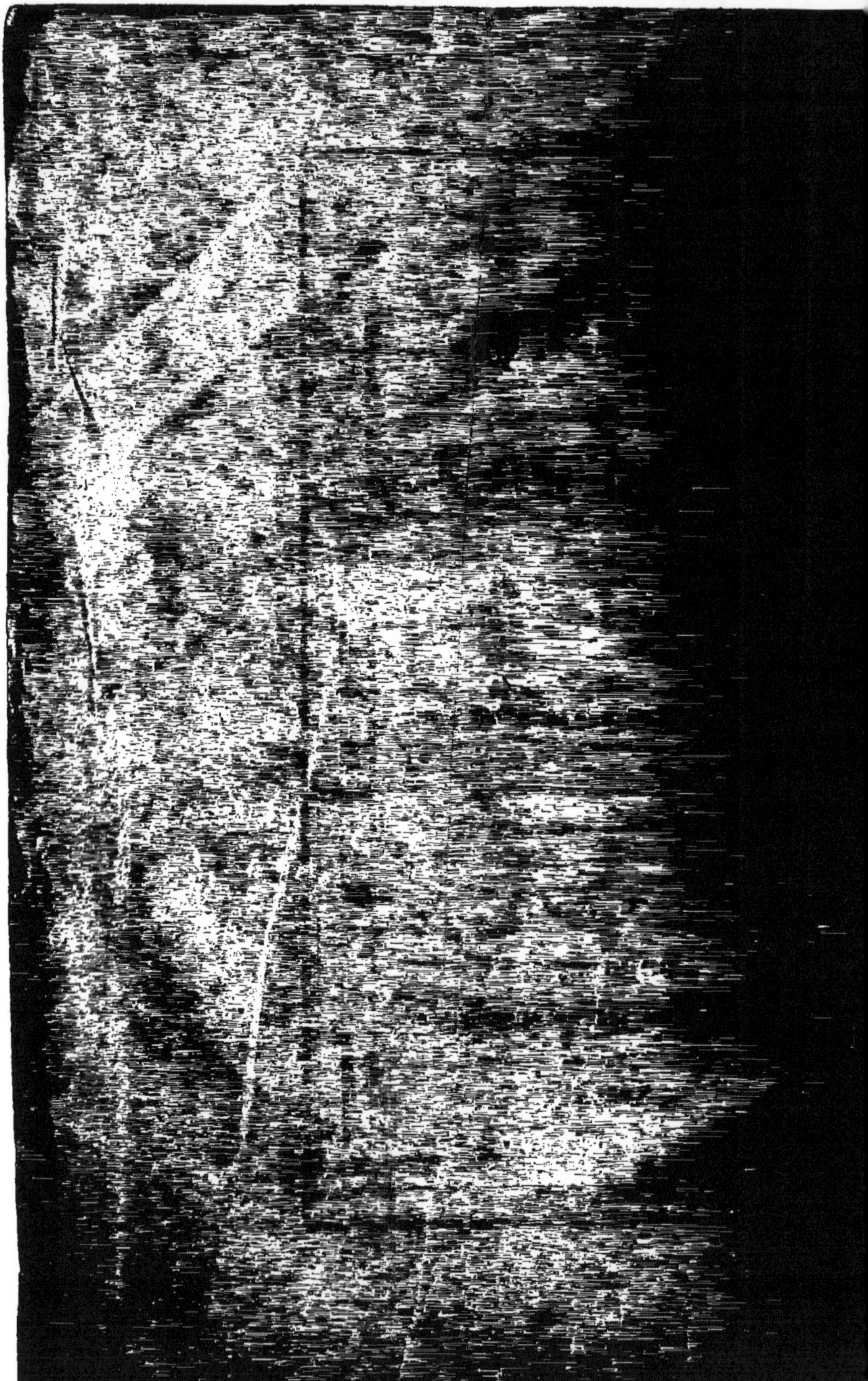

3° Le *suc médullaire* ou la *moëlle* servant à la nutrition des os.

4° La *synovie*, humeur visqueuse qui s'épanche dans les articulations dont elle enduit les surfaces pour en faciliter le glissement.

5° Les *larmes*, destinées à conserver à l'œil le poli nécessaire au libre passage des rayons lumineux, et à favoriser le mouvement des paupières.

6°, 7°, 8°, 9° La *salive*, le *suc gastrique*, la *bile*, le *suc pancréatique*, dont l'usage est d'aider à l'élaboration des aliments.

10° Le *sperme*, fluide générateur ; enfin, le *lait* aliment de l'enfant.

Au nombre des humeurs considérées exclusivement comme des résidus de la nutrition, je ne mentionnerai ici que :

1° La matière de la *transpiration insensible* dont l'augmentation constitue la *sueur* ;

2° L'*urine*.

Telles sont les humeurs du corps qu'il était indispensable de signaler. Il est une époque de la vie à laquelle nos organes, par l'effet continu de renouvellements partiels, ne doivent plus conserver aucun des matériaux qui les formaient d'abord ; rien n'est plus certain, et pour me servir d'une comparaison ingénieuse empruntée au professeur Richerand, notre corps est semblable au vaisseau des *Argonautes* qui, radoubé mille fois dans sa

2

traversée, ne conservait plus, au terme de sa course, aucune pièce de sa construction première. Les physiologistes ne sont pas d'accord sur l'époque précise du renouvellement complet; les uns disent tous les sept, les autres tous les trois ans; la raison de cette différence est facile à concevoir. Comment, en effet, apprécier avec exactitude les influences exercées sur la nutrition, par le sexe, la constitution et par ce cortège infini de circonstances individuelles?

CHAPITRE 2.

Fonctions, ou phénomènes qui résultent de l'action des organes.

Chaque fonction remplit un office en quelque sorte spécial et évident. Ainsi les unes concourent immédiatement à la vie de l'individu : on les appelle *végétatives* ou *organiques*, parce qu'elles se rencontrent dans tous les êtres vivants. Les autres, propres seulement aux animaux, établissent les relations de l'homme avec les êtres qui l'environnent : telles sont les sensations, les actes affectifs et intellectuels, la locomotion, les expressions;

enfin, il en est de consacrées à la conservation de l'espèce.

Toutes les parties, tant solides que fluides, toutes les fonctions de l'économie, sont dans une dépendance réciproque. Le plus haut degré de vie, suivant moi, consiste dans le résultat d'un heureux concours des divers systèmes d'organes; toutes les fonctions qui remplissent cet ensemble admirable de phénomènes dépendent d'une cause unique, d'un fluide appelé nerveux, parce qu'il a pour conducteur ce tissu élémentaire. Cet agent impondérable également réparti donne aux organes une énergie et une facilité telles, que tous leurs actes s'exécutent avec supériorité; les formes du corps sont brillantes, l'esprit est plein de vivacité. L'équilibre n'est cependant jamais tellement parfait que l'on ne remarque certaine prédominance. L'observation de concert avec l'expérience ne permettent pas de douter qu'un organe s'accroît et se développe d'autant plus qu'il est stimulé ou plus souvent exercé. Le fluide vital s'accumule dans certaines parties pour en priver d'autres; tout se compense donc dans l'économie; un travail en plus dans quelque lieu que ce soit implique nécessairement ailleurs une moindre activité. L'homme privé de la vue a généralement le sens de l'ouïe beaucoup plus parfait, *et vice versa*. (Voyez ma *Thèse inaugurale*, 1834.)

Chaque organe des divers appareils est susceptible de plus ou moins de développement ; un mot sur les principaux :

Nutrition.

La nutrition, cette grande fonction des corps organisés et vivants qui, dans les animaux les plus simples, est réduite à l'absorption immédiate et à l'incorporation des molécules alimentaires, se compose chez l'homme d'une multitude de fonctions particulières que l'on peut rapporter à trois chefs principaux : la *digestion*, la *respiration* et la *circulation*.

Digestion.

La digestion comprend toutes les fonctions préparatoires de l'absorption ; c'est elle qui décompose les aliments en deux portions, l'une propre à être absorbée, le *suc nourricier*, l'autre destinée à être rejetée comme inutile, les *excréments*. La digestion s'opère, ainsi que l'absorption qui en est la suite, dans le *canal intestinal* qui, dans la la plupart des animaux, est pourvu de deux orifices, la bouche et l'anus. Les parois de ce canal sont composées, en général, des mêmes parties que la peau extérieure ; seulement, elles sont modifiées pour offrir une surface éminemment absorbante. Dans les animaux mammifères, ce canal forme beaucoup de replis, en sorte qu'il dépasse toujours en longueur celle du tronc. Dans l'homme, il est égal à six ou sept fois cette longueur : dans les animaux herbivores, son étendue est beaucoup plus considérable.

La durée de la digestion, quoique singulièrement variable suivant les sujets, la nature et la quantité des aliments pris, les diverses conditions de santé ou de maladie, n'est en général guère moindre de trois à quatre heures, après un repas ordinaire ; pendant ce travail important, le corps a de la tendance à se refroidir, à cause de la concentration qui s'opère à l'intérieur vers le viscère chargé de la partie principale de cet acte. Il faut donc, pendant ce temps, s'abstenir de tout ce qui tendrait à appeler sur d'autres parties que l'estomac, les forces de la vie : un *bain* appellerait le sang à la peau, en même temps que la pression de l'eau gênerait la respiration et favoriserait la fluxion du sang vers la tête ; un *bain de pieds* détournerait le sang vers les parties inférieures du corps ; un *lavement* distendrait le ventre et déterminerait un afflux vers le gros intestin ; le *travail* de tête provoquerait au contraire une fluxion vers les parties supérieures du corps et en particulier vers le cerveau ; une *marche forcée*, l'équitation, la natation, sitôt après le repas, toute émotion morale vive troublerait le système nerveux, dérangerait la digestion et nuirait aux fonctions de l'estomac. Je terminerai cette esquisse rapide de l'une des fonctions les plus importantes de l'économie par la citation d'un paragraphe du nouveau dictionnaire de Bechet, paragraphe qui me paraît de nature à intéresser essentiellement les gens du monde.

Variétes de la digestion ; influence des autres fonctions.

« Dans la première enfance, la digestion n'admet que des boissons alimentaires et notamment le lait de la nourrice, pris par voie de succion. Cette fonction, pour ainsi dire continuelle, est très active et n'a que de faibles intervalles d'intermittence. L'enfant tette ou digère sans cesse; il s'endort après avoir pris la mamelle; mais dès qu'il se réveille, c'est pour recommencer presque aussitôt. Les excréments séjournent peu dans les intestins ; ils sont mous, jaunâtres et médiocrement fétides pendant l'usage exclusif du lait. Après la pousse des dents, la nature réclame des aliments plus consistants. La *mastication* et l'*insalivation* deviennent utiles. On sait que, pendant la jeunesse et durant toute la période de l'accroissement, la digestion jouit de la plus grande activité. L'appétit est vif, impérieux ; ses retours sont fréquents ; tous les aliments paraissent bons : la seule chose qui importe, c'est que les repas soient copieux et fréquents. Le jeune homme ne sent pas son estomac et digère sans s'en apercevoir ; dans l'âge suivant, après le terme de l'accroissement du corps, la vigueur de l'appétit décroit, la quantité d'aliments nécessaires diminue sensiblement, les intervalles des repas augmentent et la promptitude ainsi que l'extrême facilité des digestions cessent d'être remarquables. L'homme, dans la virilité confirmée, ne mange plus ordinairement que deux fois par jour ; ses digestions sont longues et les selles qu'il rend n'ont guère lieu qu'une fois en vingt-quatre heures. Dans la vieillesse enfin, peu d'aliments deviennent nécessaires ; l'imperfection de la mastication exige qu'ils soient choisis parmi les plus mous et les plus digestibles. Cependant, malgré cette précaution, le défaut d'insalivation et la diminution graduelle apportée dans les forces de l'estomac et des intestins, rendent les digestions le plus souvent lentes et pénibles. Beaucoup de vieillards ne mangent qu'une fois par jour, ne consomment plus, dans ce repas unique, qu'une certaine portion des aliments qui, jusqu'alors, leur avaient été nécessaires, et ne vont à la selle qu'après plusieurs jours d'intervalle. On sait que ceux qui contractent l'habitude de la bonne chère et des plaisirs de la table, auxquels les dispose spécialement la perfection du sens du goût qu'il ont en partage, courent à leur ruine par tous les inconvénients qui dérivent des indigestions fréquentes et fâcheuses qu'ils ne manquent pas de se donner. La tempérance, sans doute nécessaire à toutes les époques de la vie, devient chez le vieillard une vertu de son âge ; et l'on peut généralement dire qu'il ne saurait trop peu manger pour conserver long-temps les privilèges d'une vieillesse saine et valide. Tous les exemples de *longévité* sont pris parmi ceux qui ont eu la sagesse de mettre beaucoup de sobriété dans l'usage habituel des aliments et des boissons. »

Les bilieux mangent beaucoup, digèrent fort vite, ont le ventre très serré. Les personnes lymphatiques n'ont presque jamais faim, mangent par raison, boivent à peine, et digèrent très lentement; leur ventre est très libre, souvent même relâché. Dans le tempéramment nerveux, les caprices de l'appétit, l'état impérieux et soudain de ses retours, ses anomalies, la promptitude et la lenteur alternatives des digestions, la facilité extrême de cette fonction vu son état de trouble, le resserrement habituel du ventre contrastant avec une disposition marquée à la diarrhée accidentelle, sont, comme on sait, autant de caractères connus de la fonction qui nous occupe. Chez les mélancoliques, la digestion est le plus souvent un travail, une sorte de fièvre locale de l'estomac; la constipation est prodigieuse, et les flatuosités du haut en bas, les plus incommodes, en fatiguant presque continuellement, attestent suffisamment l'imperfection du travail digestif, même à l'égard des meilleurs aliments.

On sait que les athlètes, chez les anciens, comme les hommes doués, de nos jours, du tempérament athlétique, mangent et boivent beaucoup; la grande capacité de leurs organes digestifs exige seule une masse considérable d'aliments, indépendamment de la nécessité où ils sont qu'une digestion fort étendue corresponde chez eux aux besoins de la nutrition. La digestion active et facile, chez les peuples septentrionaux, qui consomment beaucoup d'aliments très nourrissants et une grande quantité de liqueurs fermentées, est faible, au contraire, et languit chez les méridionaux, qui vivent de très peu d'aliments choisis parmi les moins substantiels, et qui consomment beaucoup de boissons aqueuses, acides et rafraîchissantes. Les saisons froides et chaudes de l'année exercent sur le travail digestif une influence analogue à celle des climats. L'état de la nutrition coïncide, au reste, entièrement avec ces deux modifications de la digestion. On observe, en effet, que beaucoup de personnes et d'animaux maigrissent pendant l'été, engraissent pendant l'hiver et que la force du corps et l'embonpoint des peuples du nord sont généralement opposés à la faiblesse et à la délicatesse d'organisation de ceux du midi.

Nous avons vu l'influence qu'avait la digestion sur les diverses fonctions. Celles-ci, réciproquement, n'en exercent pas moins sur les phénomènes digestifs; et l'intégrité des organes qui les produisent, sans laquelle ils ne pourraient avoir lieu, suppose l'exercice régulier de tous les actes nutritifs et notamment de la circulation et des sécrétions. On sait, à ce sujet, que la respiration d'un air vicié, la syncope, une hémorrhagie, une simple saignée même, suspendent ou arrêtent tout à fait la digestion et qu'il en est encore ainsi de la plupart des causes qui, en augmentant l'action des capillaires cutanés, comme l'application de la chaleur, l'usage des bains et celui des frictions, diminuent probablement l'activité des sécrétions gastro-intestinales.

On voit, du côté des phénomènes intellectuels et moraux, que d'aimables distractions, les charmes d'une conversation animée après le repas, des occupations qui plaisent sans captiver trop fortement l'attention, le contentement de l'ame, ou les désirs satisfaits, se montrent des plus favorables à la digestion, et que seuls ils peuvent, même dans une foule de cas, remédier à ses troubles en apparence les plus graves et les plus prolongés. On sait, au contraire, que les fortes contentions de l'esprit, les passions violentes, les affections tristes de l'ame, et la douleur quelqu'en soit le siège, éloignent l'appétit, déterminent dans l'épigastre un sentiment de constriction, et ont sur l'action de l'estomac la plus fâcheuse influence. Tous les exercices du corps, pris dans la mesure des forces, sont un des meilleurs moyens de provoquer les retours de la faim et de hâter les digestions. La danse, la chasse et l'équitation prouvent du reste la vérité de cette assertion. Le sommeil, tout en permettant la digestion, diminue généralement l'activité de cette fonction. Ce n'est que long-temps après le réveil, quoique l'estomac soit vide, que la plupart des hommes sont disposés à manger. Il semble que cet organe, comme engourdi par cet état, ait besoin lui-même d'une sorte d'éveil.

L'influence de la digestion sur la génération est secondaire; c'est en excitant le cerveau que les produits de cette fonction agissent sur les organes reproducteurs. Il pourrait se faire, cependant, que certains aliments méritâssent la réputation de *spermatopée* qu'on leur avait autrefois accordée. Dans l'état de nourrice, on connaît toute l'influence du travail digestif sur la quantité et les qualités du lait. Une bonne alimentation dispose au rapprochement dans les deux sexes , tandis que la faim et la disette détruisent en quelque sorte les désirs vénériens. La surcharge gastrique et l'abus des liqueurs amènent indirectement le même résultat. Mais à leur tour, les fonctions de l'espèce réagissent sur les phénomènes digestifs ; c'est ainsi que le coït , modérément répété , pratiqué assez long-temps après les repas pour que la digestion soit achevée, excite manifestement l'appétit ; tandis que son abus, ainsi que celui des plaisirs illicites , énerve l'estomac et détruit toute digestion.

Respiration.

La fonction qui a pour objet de mettre les matériaux du sang en contact avec l'air atmosphérique pour compléter l'hématose, et donner à ce fluide les qualités vivifiantes propres au sang artériel, s'appelle *respiration*. Les organes chargés de cette fonction sont les *poumons*, dans les mammifères , les oiseaux et les reptiles ; les *branchies* dans les poissons et les mollusques ; les *trachées*, dans les insectes et les autres animaux des ordres inférieurs. Chez l'homme , chaque mouvement respiratoire est composé de deux temps : celui par lequel l'air est introduit dans les poumons (inspiration), et celui par lequel ce fluide est rejeté au dehors (expiration). L'*inspiration* et l'*expiration* se succèdent sans cesse, depuis le commencement de la vie jusqu'à la mort ; aussi, dans la langue de tous les peuples, ces deux mots vivre et respirer sont-ils synonymes. Dans l'état naturel, la respiration est facile, douce, égale, insonore. On compte, chez l'homme, environ trente-cinq respirations par minute pendant la première année de la vie ; vingt-cinq la seconde année, vingt à la puberté et dix-huit à l'âge adulte. Les mouvements respiratoires varient beaucoup dans les maladies, et dans une foule d'autres circonstances qui ne sont pas appréciables.

La respiration élabore le produit des absorptions, le change en un fluide véritablement nutritif et entretient la chaleur animale. C'est ici le lieu de parler de cette propriété de tous les corps vivants de se maintenir constamment dans une même température, quelque soit le milieu où ils se trouvent placés ; propriété qui rend l'homme capable de supporter des degrés excessifs de froid ou de chaud, de vivre, par exemple, en Sibérie, où le thermomètre baisse quelquefois jusqu'à 70°, et sur les bords du Niger, où il s'élève jusqu'à 48°. Il est prouvé que l'homme, dont la chaleur vitale est d'environ 36°, peut résister momentanément et avec facilité à des températures très élevées. Un homme, connu sous le nom de l'*Espagnol incombustible*, se lavait les pieds, les mains et même la figure avec de l'huile à 80° et plus. Il s'appliquait, sans crainte et sans apparence de douleur, sur la plante des pieds une barre de fer chauffé au rouge cerise. Les médecins observèrent que la circulation était accélérée, et que son pouls, qui, dans l'état ordinaire, ne battait que soixante-quinze fois par minute, donnait jusqu'à cent quarante pulsations pendant ces expériences. Le docteur Sémentini, persuadé que cette faculté ne pouvait être attribuée à l'habitude seule, qu'elle était accrue par l'interposition d'un corps étranger entre la peau et le corps incandescent, trouva qu'une solution saturée d'alun donnait au corps cette propriété, surtout lorsqu'après en avoir fait usage, on se frottait avec du savon. Cet illustre médecin répéta ainsi sur lui-même toutes les expériences de l'Espagnol.

La théorie de la chaleur animale repose sur l'absorption de l'oxygène dans la respiration, qui en produit au moins les sept dixièmes, le surplus est dû à l'assimilation, au mouvement du sang et au frottement des diverses parties. Quoiqu'il en soit de l'origine de la chaleur animale, son effet constant se manifeste au-dehors par l'évaporation des fluides qui s'exhalent à la surface de la peau. Tel est le moyen dont se sert la nature, pour soustraire au corps, l'excédant du calorique nécessaire à l'entretien de sa température spéciale. Rien n'est plus propre à produire un refroidissement considérable que l'évaporation. Les potiers de terre fabriquent, dans le midi, des cruches avec une espèce particulière d'argile très poreuse et très pénétrable à travers laquelle transsude facilement, sur les parois extérieurs du vase, le liquide contenu qui, s'évaporant lentement, conserve une température d'autant plus fraîche, que l'ardeur du soleil se trouve plus grande.

Franklin rapporte que les moissonneurs de la Pensylvanie, exposés au soleil brûlant, en sont rarement incommodés, pourvu qu'ils entretiennent la sueur en buvant fréquemment d'une liqueur spiritueuse et très évaporable ; mais si la sueur s'arrête, ils succombent subitement à l'excès de la chaleur, à moins que cette excrétion ne soit promptement rétablie. S'il est difficile de supporter dans un bain ordinaire une chaleur de 34 à 35°, c'est qu'alors l'évaporation ne saurait avoir lieu ; c'est par la raison contraire qu'on voit beaucoup de personnes peu incommodées dans une chambre chaude, dont la température s'élève jusqu'à 48 et même 50 degrés.

Circulation.

La circulation est le mouvement successif et pour ainsi dire circulaire du sang, qui est poussé par le cœur dans les artères et rapporté au cœur par les veines pour en repartir de nouveau. On doit à Guillaume Harvey (1619) les premières connaissances exactes sur la circulation, entrevue auparavant par Servet. Mais, aujourd'hui même, les physiologistes ne sont point d'accord sur la part qu'ont dans cette importante fonction, les quatre parties de l'appareil circulatoire (*cœur, artères, système capillaire, veines*). Le cœur en est sans contredit l'agent principal ; mais on ne saurait nier que les artères n'y contribuent par leur contractibilité. A ces deux puissances il faut ajouter, pour la circulation capillaire, une action spéciale et inconnue des vaisseaux de ce nom. Enfin, pour la circulation veineuse, il faut ajouter à ces trois causes motrices une action des veines elles-mêmes, peut-être le battement des artères et le jeu des organes qui les avoisinent. La circulation existe chez tous les animaux dans lesquels la respiration et l'absorption des autres matériaux nutritifs s'exécutent dans des organes séparés. Elle manque chez ceux qui se nourrissent

chancelante. Il est bien entendu que durant cette période on évitera toutes les émotions vives, les conversations animées qui peuvent fatiguer la malade; le sexe de son enfant lui sera soigneusement caché, surtout s'il n'est pas ce qu'elle désire. Le calme profond dont on entoure la nouvelle accouchée n'est pas une prescription de la médecine moderne; à Sparte, elle était affranchie de tout compliment fade et ennuyeux; à Rome, on suspendait une couronne à la porte de la maison qu'elle habitait, comme pour avertir les passants de respecter cet asile.

Une cérémonie termine ordinairement le temps des couches, les *relevailles;* elle mérite aussi quelques conseils; il serait imprudent de se présenter dans une église froide et humide avant d'avoir recouvré une santé parfaite; des maladies sérieuses pourraient en être le résultat. On choisira un beau jour et on devra rester peu de temps à genoux; la femme ne doit pas oublier de se bien vêtir et de porter son bandage de ventre qu'elle ne peut quitter sans inconvénient avant six semaines.

Allaitement. — Nourrice.

L'allaitement est l'alimentation des enfants en bas âge ; on le distingue en maternel, étranger et artificiel : pour éviter toute confusion, je parlerai successivement de ces différents modes de nutrition.

Allaitement maternel. — L'enfant pourrait, à la rigueur, puiser dans le sein de sa mère de quoi commencer sa première alimentation, presque à l'instant de sa naissance ; mais je ne pense pas que cette méthode lui fût profitable. On peut, sans aucun inconvénient, et l'on doit même, dans l'intérêt de l'enfant, demeurer quatre ou cinq heures, et quelquefois plus, sans lui présenter le sein. Tout ce qu'il convient de faire pendant cet intervalle, c'est de lui donner de l'eau sucrée, pour apaiser ses cris et débarrasser sa bouche des mucosités qui la remplissent. Si le laps de temps que je viens d'indiquer est indispensable avant le premier allaitement, d'un autre côté, il faut bien se garder de trop attendre et surtout de différer jusqu'à la montée du lait, comme on le dit en langage vulgaire. Une telle conduite priverait la mère et l'enfant des principaux avantages que doit leur procurer l'allaitement maternel. Je passe maintenant à un autre ordre de questions :

1° Combien de fois doit-on, chaque jour, donner le sein à l'enfant ? Une réponse absolue est presque impossible ; la force de l'enfant, celle de la mère, l'abondance et la qualité du lait doivent imposer, pour ainsi dire, autant de règles différentes que de sujets. Le terme donné comme approximatif, est un intervalle de deux heures dans les premiers temps, et ensuite de trois. Les mêmes considérations doivent encore influencer la quantité de lait qui peut être prise en une seule fois. Il faut laisser l'enfant puiser à discrétion et des deux côtés, la quantité qui lui convient ; s'il outrepasse un peu la mesure raisonnable, son estomac se débarrasse promptement, et sans aucune douleur, du superflu. Ces régurgitations ne doivent inspirer aucune inquiétude ; il en est de même du hocquet, si commun pendant la digestion du nouveau-né.

2° A quelle époque peut-il devenir nécessaire d'ajouter quelques aliments étrangers au lait de la nourrice ? Il est évident que rien ne saurait être plus variable. Les forces de la mère, la fatigue qu'elle éprouve et le besoin que semble ressentir l'enfant, sont des circonstances qui peuvent donner lieu à une foule de modifications différentes. Si pourtant il fallait me prononcer d'une manière absolue, je fixerais le quatrième mois. A cette époque de la vie, les organes digestifs ont acquis une énergie assimilatrice assez prononcée pour supporter le travail que nécessitent des aliments un peu plus substantiels. Ceux qui méritent la préférence sont, à mon avis, des crêmes de pain, d'abord à l'eau sucrée, et successivement au lait, à l'œuf, et plus tard au bouillon gras. Les meilleures se préparent avec des croûtes de pain séchées au four, ensuite ramollies dans l'eau et passées. Je crois ces crêmes ou panades bien préférables à toutes les bouillies de farines non fermentées, et leur accorde, plus qu'à elles, l'avantage de dissiper les flatuosités et les coliques, chez les enfants auxquels la mère ne peut fournir du lait ni en assez grande abondance, ni d'une force réparatrice suffisante pour leurs besoins.

3° A quelle époque doit-on cesser l'allaitement? La réponse à cette question est encore soumise aux mêmes variations que les précédentes. Je crois cependant pouvoir assurer qu'il n'est pas d'enfant qu'on ne doive sevrer à dix-huit mois. Une fois cet âge révolu, le lait ne peut plus être qu'un aliment incomplet et désavantageux qui débilite et favorise l'établissement de la constitution lymphatique, ainsi que de toutes les maladies qui n'en sont qu'une conséquence, surtout le ramollissement des os, la déviation et la courbure de la colonne du dos. En donnant une quantité d'aliments étrangers graduellement croissante, on peut arriver beaucoup plus tôt à une sorte de sevrage spontané; mais il convient de le retarder si le travail de la dentition est imminent.

La mère doit elle-même nourrir son enfant, c'est le vœu le plus manifeste de la nature; c'est un devoir sacré. Néanmoins, on ne peut, avec une foule de philanthropes plus versés dans les hautes théories que dans l'observation des faits, imposer cette obligation à toutes les femmes, comme a prétendu le faire l'auteur d'Emile. Pour qu'une mère soit moralement tenue d'allaiter, il faut qu'elle puisse le faire sans aucun danger pour elle-même et pour son enfant. Mais l'intérêt de l'un et de l'autre exige quelquefois le contraire. Il est alors du devoir du médecin de donner un avertissement salutaire et de s'opposer même à la volonté de la mère, si une trop vive sollicitude venait à l'aveugler.

Allaitement étranger. — Le choix de la nourrice repose sur son âge, la constitution de son corps et particulièrement de ses mamelles, du temps qu'elle est accouchée, de la nature de son lait, enfin de ses mœurs.

Une femme dans la force de l'âge, de vingt à vingt-cinq ans, est, toutes choses égales d'ailleurs, préférable, comme nourrice, à une trop jeune ou bien trop âgée. Il est de nécessité absolue qu'elle soit d'une santé ferme et d'un bon tempéramment. On ne doit pas ignorer que les apparences extérieures de force ne sont pas toujours les plus sûrs garants de la sécrétion d'un lait abondant et d'une qualité substantielle. J'ai souvent eu lieu de remarquer que les nourrices de petite taille et de médiocre corpulence élevaient de magnifiques enfants. Quant à l'embonpoint, la femme qui allaite ne doit être ni trop grasse ni trop maigre ; l'excès peut être considéré comme une circonstance défavorable, un mauvais indice pour le tempéramment ; car la disposition lymphatique, dont cet état n'est que trop souvent l'apanage, est susceptible de se transmettre, avec ses funestes conséquences, de la nourrice à l'enfant, aussi j'engage fortement les parents à préférer sous ce rapport les femmes brunes aux blondes, à examiner leurs dents pour s'assurer qu'elles n'offrent aucune trace d'un rachitisme ancien, c'est-à-dire, des stries transversales. On ne doit pas omettre non plus de s'assurer s'il n'existe point de cicatrices scrophuleuses au cou, des restes d'affections dartreuses ou teigneuses sur quelqu'autre partie du corps, ou bien une tendance scorbutique. Si la prédisposition aux tubercules doit faire renoncer à l'allaitement maternel, à combien plus forte raison devient-il un empêchement absolu pour une nourrice étrangère, dont le choix ne saurait être étroitement borné ! j'en dirai autant même de tout soupçon de maladie syphilitique. Celle-ci devenue *constitutionnelle*, et lorsqu'elle ne présenterait aucun symptôme local, peut très bien être transmise au nourrisson, et prendre en lui d'autant plus de force et de gravité, qu'elle se sera infusée, si je puis m'exprimer ainsi, peu à peu dans son organisme par les sources de la vie et de la nutrition.

Les seins doivent être entiers et n'offrir aucune cicatrice. Leur développement très considérable est, quoiqu'en pensent les gens du monde, une mauvaise circonstance. D'énormes mamelles sont ordinairement graisseuses, et c'est avec raison qu'on les préfèrera fermes, arrondies, médiocres en grosseur, mais se gonflant et se réduisant beaucoup selon que l'enfant a exercé ou non la succion. Leurs bouts devront se montrer un peu élevés, réguliers, bien placés et percés de plusieurs trous par lesquels on puisse facilement faire jaillir le lait. Quant à cette dernière circonstance, je ne dois pas laisser ignorer que beaucoup de jeunes femmes, quoiqu'abondamment pourvues, ont parfois peine à faire sortir leur lait. Cette impossibilité temporaire n'est due qu'à un spasme momentané, dépendant d'une influence morale. Ainsi, une nourrice dont la pudeur est très susceptible, ou qui sera naturellement fort timide pourra bien rarement faire jaillir son lait en présence du médecin. Les deux mamelles doivent également fixer l'attention de l'examinateur; on voit chaque jour, il est vrai, de belles et bonnes nourrices élever de vigoureux enfants avec un seul sein; mais le moindre accident pourrait tarir cette source unique de la vie.

Le lait devient d'autant plus épais, plus substantiel, et par conséquent d'une digestion d'autant plus laborieuse, qu'il est plus ancien, et que ces modifications sont plus en rapport avec les besoins de l'enfant qui avance en âge. Aussi voit-on presque généralement dépérir tous ceux livrés immédiatement après leur naissance, à des nourrices accouchées depuis plus de huit mois. Le comble de la perfection serait donc, quand il devient nécessaire de recourir à un allaitement étranger, que la nourrice fut accouchée presque en même temps que la mère. Somme toute, moins le lait est ancien, plus il convient à l'enfant nouveau-né.

Quant à la nature du lait de nourrice, on peut dire d'une manière absolue que pour être bon il doit offrir les caractères suivants : une consistance ni trop aqueuse, ni trop épaisse, bien inférieure, par exemple, au lait de vache, mais suffisante toutefois pour qu'il se maintienne en goutelettes sur un corps poli que l'on incline légèrement ; une coloration d'un beau blanc bleuâtre et diaphane ; une saveur douce et sucrée sans arrière-goût, enfin point d'odeur.

Aux qualités que je viens de signaler comme indispensables pour constituer une bonne nourrice, j'ajouterai que celle-ci doit être vigilante, sage, prudente et sobre, mais avant tout, d'une douceur inaltérable, d'une gaîté habituelle, d'une patience à toute épreuve et si l'on veut même d'une apathie qui la mette à l'abri des agitations funestes qu'excitent les passions vives. Je suis loin de penser que le jeune être contracte, au moyen du lait, les qualités bonnes ou mauvaises de la personne qui le nourrit ; tout ce qui a été dit à ce sujet doit être rangé parmi les fables et les rêves creux. La conduite raisonnable et l'égalité de caractère sont les seuls moyens par l'influence desquels une nourrice peut agir sur le moral de l'enfant. Platon recommande aux nourrices, supposé qu'il fallût en avoir dans sa république, de ne pas répéter aux enfants une foule de contes et d'histoires absurdes, dans la crainte que les préjugés ne donnent dès lors une fausse direction à l'esprit. Quant aux résultats de l'influence du moral de la femme sur le physique seul de l'enfant, on sait, par les preuves les plus frappantes et les plus malheureuses, qu'une nourrice emportée, colère, a plus d'une fois empoisonné par son lait, changé en une sorte de venin par l'influx moral, des enfants promptement enlevés ou mis dans un danger imminent par suite d'un accès d'épilepsie ou d'une indigestion grave. Il me reste maintenant à indiquer quelle conduite la nourrice devra tenir pendant la durée de l'allaitement.

Dans l'état actuel de la science, on n'est pas encore parvenu à déterminer la nature des substances qui sont propres à donner au lait les meilleures qualités; il est dès lors impossible de fixer d'une manière rigoureuse, si la nourrice devra faire usage d'aliments tirés exclusivement des végétaux ou des animaux. L'espèce humaine est omnivore de sa nature; mais il devient de la plus haute importance d'éloigner de son alimentation les substances de haut goût, les viandes noires, fumées ou salées, et les boissons alcooliques que l'expérience a prouvé pouvoir communiquer au lait des propriétés malfaisantes. On ne saurait trop blâmer l'usage des parents, qui, par excès de sollicitude, croient devoir bourrer des aliments les plus succulents et les plus substantiels une nourrice de la campagne non accoutumée aux recherches gastronomiques de leurs tables; la seule modification avantageuse est de rendre ses aliments mieux préparés, un peu plus nutritifs et plus abondants que dans les autres circonstances de la vie.

Un exercice modéré devient indispensable à la santé de la nourrice et à celle de l'enfant. Ils devront s'y livrer régulièrement tous les jours pendant plusieurs heures. L'usage de tenir l'enfant assis sur l'avant-bras peut être suivi des plus graves conséquences, qui deviennent d'autant plus imminentes, que le jeune être offre dans sa constitution une tendance plus prononcée au rachitisme. La position la plus favorable est celle demi-couché sur les deux bras, de telle sorte que la tête ne se trouve pas abandonnée à son propre poids et que toutes les parties de la colonne vertébrale soient soutenues convenablement. Quant à l'union des sexes, l'erreur est dans l'exclusion aussi bien que dans l'excès. Je vais citer, pour rassurer les parents, auxquels mon opinion pourrait sembler hasardée, celle du savant Joubert, cet illustre adversaire des préjugés de son temps : « La femme que je chéris le plus au monde, a nourri tous mes enfants tant qu'elle a eu du lait, et je n'ai pas cessé pour celà de coucher avec elle et lui faire l'amour comme un bon mari doit à sa bonne moitié, suivant la conjonction du mariage, et dieu merci nos enfants ont été bien nourris et sont bien venus. Je ne donne point conseil aux autres que je ne prenne pour moi. »

Allaitement artificiel.—C'est de tous les modes d'alimentation du nouveau-né, celui qui présente le plus d'inconvénients, et l'impossibilité de recourir à tout autre doit seule le faire mettre en usage. Cet allaitement est quelquefois requis, soit d'une manière temporaire, par un état fébrile de la nourrice, une passion violente, l'inflammation du sein, des crevasses, etc., soit en permanence, par une faiblesse extrême de l'enfant, l'existence d'une maladie contagieuse dont pourrait être infectée la femme qui lui donnerait le sein, un vice de conformation, comme le bec de lièvre, etc.

C'est au lait des animaux domestiques que l'on a recours ; mais le moindre contact de l'air faisant instantanément perdre à ce liquide la partie la plus délicate de sa saveur, il serait à souhaiter que l'enfant put embrasser le pis de l'animal, et faire ainsi passer le liquide dans ses vaisseaux, sans refroidissement et sans la moindre évaporation possible. La chèvre et l'ânesse se dressent assez facilement à ce service.

Le lait de vache, le plus fréquemment employé, ne doit entrer que dans la proportion d'un tiers de la totalité du liquide durant le premier mois, de la moitié dans le deuxième, et des trois quarts dans les deux suivants. A cinq ou six mois, un enfant qui se porte bien peut le boire pur; le lait doit être récemment trait, il est nécessaire de le renouveler deux fois par jour et de le tenir dans un endroit frais. C'est à tort que beaucoup de personnes le font bouillir pour le mieux conserver; elles accélèrent sa décomposition, en le privant de la substance du beurre qui vient former une pellicule à sa surface; il serait encore à souhaiter qu'il fût constamment fourni par le même animal, qui prendrait toujours sa nourriture en plein air.

Le biberon est l'instrument le plus en usage pour l'allaitement artificiel; on emploie encore une bouteille dont l'orifice est garni d'une éponge fine et effilée, en forme de mamelon; la bouteille et l'éponge doivent être soigneusement lavées toutes les fois que l'enfant s'en est servi; le moindre relâchement dans ce soin de propreté pourrait donner au liquide des propriétés délétères en le faisant aigrir.

CHAPITRE 3.

Durée de la vie. — Histoire des âges et des sexes. — Tempérament. — Races humaines.

L'étude de la vie a été approfondie tant sous le rapport des formes variées qu'elle affecte dans l'universalité des êtres vivants, que sous celui des phénomènes qu'elle développe ; mais il règne la plus grande incertitude sur sa durée aussi bien que sur les périodes qui doivent la partager. De l'âge le plus reculé jusqu'à nos jours les physiologistes n'ont point cessé de se répeter. Moïse avait remarqué que la durée totale de la vie de l'homme était de 70 à 80 ans. Le professeur Richerand admet les termes de 60 à 80. D'autres s'arrêtent à 75. La science n'a donc fait aucun pas vers la précision. Il est bien certain que si l'on ne s'en rapporte qu'aux tables de mortalité recueillies jusqu'à ce jour, l'observation est à peu près concluante pour chacune de ces époques ; mais il est difficile de croire que la durée de la vie humaine flotte dans un vague aussi étendu. La nature doit l'avoir déterminée par une loi aussi expresse que celles qui régissent l'organisation ;

et de même que l'on peut, en faisant abstraction des individualités, distinguer le prototype de la santé, de même aussi l'on doit pouvoir reconnaître le type primordial de la vie humaine. Toutefois, cette détermination n'est point aussi aisée qu'il semble au premier abord. S'il nous était possible de connaître dans tous leurs détails et de la manière la plus précise, les conditions matérielles de notre existence, sans doute nous arriverions facilement à déterminer l'époque à laquelle ces conditions ne pourraient plus être remplies, mais avec la connaissance de tout ce qu'il y a de positif et d'avéré dans la science de l'organisation de l'homme, on n'ignore pas que la somme des questions surpasse encore de beaucoup celles des réponses. L'observation de la nature est insuffisante, la philosophie doit ici me prêter son secours. Toutefois, ce n'est point à la philosophie purement spéculative que je demanderai des lumières, celle-ci ne vivant que de généralités et d'abstractions a toujours comprimé les progrès des sciences naturelles, bien loin de contribuer à l'agrandissement de leur domaine; mais, si, joignant la spéculation aux faits, on les considère avec cet esprit d'analyse dont l'application judicieuse amène de grands résultats, il est rare qu'on ne soit conduit à la découverte d'utiles et importantes vérités. C'est ainsi que

Galilée et *Newton*, s'étayant d'observations déjà fort anciennes, pour s'élever à la découverte, l'un des lois du mouvement, l'autre de celles de l'attraction, changèrent la face de la physique et de l'astronomie.

Plusieurs philosophes, parmi lesquels je citerai *Young*, *Montesquieu* et *Buffon*, se sont occupés de recherches sur les probabilités de la vie humaine. Leurs travaux n'ont point ce dégré de précision qui caractérise la science. Les recherches de ce genre ne sont point uniquement spéculatives, elles peuvent devenir fécondes en résultats pratiques par leur application directe à l'économie générale et particulière. La détermination des époques de la vie était tellement importante aux yeux de Napoléon que, lors de la rédaction du Code civil, il prit immédiatement part aux discussions sur la loi concernant l'âge nubile, sachant bien que cette loi embrasse les plus chers intérêts des familles qui, dans tous les pays et sous tous les climats, sont la base de l'état.

J'établis trois époques principales qui se rapportent à la jeunesse, à l'âge mur et à la vieillesse. Toute vie comporte une période d'accroissement, une période de force et une période de décroissement. Rien n'est plus conforme à la nature, rien n'est plus physiologique. La période de force doit être plus étendue, non seulement que chacune des deux autres, mais encore que toutes les deux prises ensemble, parce que les périodes d'accroissement et de décroissement étant deux périodes de faiblesse, distinguées seulement par une progression ascendante dans la jeunesse et par une progression descendante dans la vieillesse; si la faiblesse l'eût emporté sur la force, la nature eût mal ordonné son ouvrage, la vie de l'homme eût alors nécessairement succombé dans la faiblesse, non-seulement chez l'individu, mais encore chez l'humanité entière. Nos vieillards, incapables de pourvoir eux-mêmes à leurs besoins, périraient dans la plus affreuse misère. La loi barbare de Lycurgue qui ordonnait de tuer les enfants mal conformés, serait alors la loi de la nature.

La période de l'âge mûr doit donc être plus étendue que celles de la jeunesse et de la vieillesse prises ensemble. Toutefois, cette donnée nouvelle, quelque degré de précision qu'elle offre, est loin d'être suffisante; il reste encore à déterminer non-seulement quelle est la proportion exacte qu'ont entre elles la force et la faiblesse, mais encore quelle est la durée de chacune d'elles. La durée primordiale de la vie est, selon moi, de 81 ans; lequel nombre d'années doit être réparti entre la force et la faiblesse de la vie, de telle sorte que la première l'emporte sur la seconde.

Conformément au principe établi, pour que la répartition soit juste et conforme à la nature, il faut revenir aux observations et appuyer toujours le calcul sur des faits. Mais, chose singulière, il semblerait que la nature ait voulu mettre de la rondeur jusque dans les nombres dont elle s'est servie. Cela doit-il paraître étonnant lorsque nous voyons que tout, dans l'univers, est ordonnancé selon les lois de la plus belle harmonie? Quatre-vingt-un ans représentent la somme de trois périodes de la vie, savoir : deux périodes de faiblesse et une de force. Quel est le véritable facteur de 81 ? C'est 9 qui en est la racine carrée. La durée de la vie se trouve donc divisée en neuf sections de neuf années, dont la distribution en trois périodes d'accroissement, de force et de décroissement doit nous donner la durée précise de chacune. Mais la part de la période de force devant être plus grande que celle des périodes d'accroissement et de décroissement, la meilleure distribution qui puisse être faite de ces neuf sections doit consister à en donner cinq à la période de force et quatre aux périodes de faiblesse.

Je fais l'application de ce calcul aux faits, et prenant d'abord deux sections de neuf années pour la faiblesse ascendante, j'aurai 18 ans pour la jeunesse; cinq sections pour la force forment un total de 45 années qui, ajoutées aux années de la jeunesse, donnent 63 ans; il ne reste que deux sections de neuf années qui, appliquées à la dernière faiblesse, donnent aussi 18 années pour cette faiblesse descendante et complètent les 81 années que j'ai dit exister dans le type de la vie humaine.

En admettant la division de la vie d'après ces calculs, je distingue ses trois époques par les caractères physiologiques qui leur appartiennent.

Premier âge, de 0 à 18 ans,—C'est véritablement l'âge de la jeunesse où l'on peut distinguer deux sections de neuf ans; la première appartenant à l'enfance, la deuxième à l'adolescence. Cet âge est caractérisé par l'accroissement. Les fonctions nutritives jouissent de l'activité la plus grande; l'enfant a besoin de se nourrir non-seulement pour réparer les pertes occasionnées par l'usage de la vie; mais encore pour fournir au développement de toutes ses parties. A 7 ans, l'enfant n'est pas assez mûr; cet âge ne peut pas être encore celui de la raison commençante; les hochets insignifiants de la puérilité la plus futile lui plaisent encore, et ce n'est véritablement qu'à 9 ans qu'il commence à vouloir quelque chose de mieux qu'un cheval de carton. Dans cette première époque de la vie, les parties qui manquaient à l'enfant pour sa conservation individuelle se sont développées, le système osseux s'est affermi, les mâchoires se sont garnies de dents solides qui ne finissent de pousser que vers la fin de la neuvième année, époque à laquelle deux nouvelles grosses molaires se joignent à celles qui existaient déjà et complètent ainsi le nombre des dents qui est de vingt-huit. De 9 à 18 ans l'accroissement continue; il se manifeste principalement dans la vie de relation, dont l'activité devient alors égale à celle de la vie de nutrition. L'adolescent acquiert dans cet espace de temps tout ce qui lui manque pour être véritablement homme; la puberté se manifeste; son menton se couvre d'un léger duvet; son corps joint la force et la souplesse à l'agilité et à la vigueur; enfin, sa voix, devenue plus mâle, lui permet de prendre la parole et de se mêler aux conversations de l'homme fait.

Deuxième âge, de 18 à 63 ans, période de la force.—Les temps de la première faiblesse sont écoulés, maintenant l'homme se suffit; tout accroissement tourne désormais au profit de sa force, soit physique, soit morale. Cet accroissement de la force a lieu jusqu'à quarante ans et demi, époque de la moitié de la durée de la vie. Ce terme écoulé, la force diminue dans une progression de plus en plus rapide jusqu'à 63 ans, âge auquel commence la seconde faiblesse.

Cette période de la vie contient cinq sections de neuf ans, dont la première est remarquable par deux circonstances capitales dans la vie sociale; ce sont l'âge de majorité et l'âge nubile. L'homme est majeur lorsqu'il est parvenu au milieu de la première section de l'âge mûr, c'est-à-dire à 22 ans 6 mois, et il est nubile à la fin de cette même section, c'est-à-dire à 27 ans ; à cet âge, l'homme est dans la plénitude de sa force génératrice. La troisième période qui nous occupe, qui dure depuis 36 ans jusqu'à 45, est l'époque de la plus grande vigueur. L'homme a atteint tout le développement que comporte son organisation ; ses facultés physiques et morales sont dans la plus grande harmonie. C'est alors qu'il conçoit et exécute tout ce qu'il peut faire de grand ; son énergie le met à même de féconder tous les projets que son imagination ardente et sévère lui a suggérés. S'il veut se ménager d'honorables loisirs, qu'il se hâte de mettre à profit ce temps heureux, où son travail sera productif, où il recueillera le fruit de ses sueurs. Parvenu à la 54ᵉ année, qui ouvre la dernière section de la force décroissante, il manifeste dans ses goûts le besoin qu'il a du repos ; tout ce qui marque le mouvement lui déplaît ; il est l'ennemi des innovations. Sans être vieux, il ne jouit plus entièrement des prérogatives de l'âge viril. Son appétit diminue, la circulation se ralentit, la locomotion perd de sa vigueur, les sensations sont moins vives, et si l'on veut que la retraite soit honorable, il faut abandonner *Cythère* ou s'attendre à en être bientôt congédié.

Troisième âge, de 63 à 81 ans.—Le terme de la faiblesse croissante est arrivé ; une pente rapide et irrésistible entraîne l'homme vers la tombe. La faculté reproductrice est abolie; les forces diminuent en raison de la détérioration des organes, de l'affaiblissement de la pensée et de l'imperfection des diverses fonctions de l'économie. Peu à peu le corps perd sa rectitude, la peau devient molle, flasque, ridée. La physionomie se décompose, à peine retrouve-t-on sur le visage du vieillard les principaux traits de sa jeunesse. Le front, devenu chauve, a acquis en étendue ce que la face a perdu dans la même dimension, par le rapprochement des mâchoires résultant de l'absence des dents. Les organes digestifs refusent bientôt leur secours; les battements du cœur ne se font sentir qu'à de longs intervalles; les sens ont perdu leur intensité, souvent même quelques-uns ne sont plus aptes à remplir leurs usages. Enfin, à partir de 72 ans, le vieillard ne compte plus ses années que par la perte nouvelle de quelque faculté soit physique, soit morale.

Après 81 ans, il est décrépit et n'a plus de la vie que les infirmités dont chaque jour augmente le nombre : celui dont l'existence se prolonge au-delà de ce terme est placé, pour ainsi dire, dans un autre monde ; il ne trouve plus un seul témoin de ses succès ni de ses vertus ; il ne peut faire un pas sans porter ses regards sombres sur la tombe d'un parent, d'un ami ou d'un bienfaiteur. En effet, sur mille individus nés en même temps, il en est à peine trente qui atteignent le type voulu par la nature dans l'état normal. Aussi, à 81 ans, la mort n'est plus un mal, elle est la fin de la vie.

C'est encore au calcul et à l'observation que j'ai eu recours pour découvrir la durée de la vie sexuelle et ses diverses époques.

La vie sexuelle de l'homme présente trois périodes. La première, celle de la jeunesse sexuelle, s'étend jusqu'à 18 ans ; la seconde, celle de la force sexuelle, occupe l'intervalle de 18 à 45 ans, et la troisième, celle de la vieillesse sexuelle, commence à 45 ans révolus et se termine à 63.

Je partagerai ces trois périodes en sept époques de neuf années chacune, dont la moitié forme des sections de 4 ans 1/2 que l'on doit admettre, puisque la nature a fixé à leur révolution diverses circonstances capitales de la vie de l'homme. C'est ainsi qu'à 13 ans 1/2, somme totale d'une époque et d'une section, les organes sexuels commencent leur développement, qui n'est complet qu'à 18 ans, époque à laquelle le jeune homme entre dans la période de la force sexuelle. Cette force est dans toute son intensité de 27 à 36 ans, son zénith précis se trouvant à 31 ans 6 mois, qui comprennent trois époques et une section. Les autres époques et sections, depuis 36 à 63, caractérisent les divers degrés d'affaiblissement de la vie sexuelle de l'homme dont le terme irrévocable est fixé à cet âge. D'après ces idées, l'âge le plus favorable à l'homme pour devenir chef de famille se trouve entre 27 et 36 ans; avant cette époque, on peut dire que le mariage est prématuré; après, il est tardif et cela par plusieurs raisons qui toutes reposent sur le but principal du mariage, la reproduction.

La femme est plus précoce que l'homme; sa puberté est plus hâtive. C'est un fait dont la physiologie n'a pas donné jusqu'à ce jour l'explication. Sa vie sexuelle va donc reposer sur d'autres bases. Après plusieurs essais je suis conduit à reconnaître que le nombre sept est la racine carrée de sa durée, qui est de 49 ans. Mais malgré la différence des âges, l'union la plus intime règne par le fait entre les deux sexes. La durée de la vie sexuelle de l'homme est le produit de la racine carrée de la vie générique par la racine carrée de la vie sexuelle de la femme. Les facteurs de 63 sont 9 et 7 : cette première donnée étant trouvée, les autres n'en sont que la conséquence.

Comme la vie sexuelle de l'homme, celle de la

femme présente trois périodes composées de sept époques de sept années chacune. La jeunesse sexuelle comprend deux époques ; elle se termine à 14 ans. La force sexuelle comprend trois époques et s'étend de 14 jusqu'à 35 ans. Enfin, la vieillesse sexuelle n'a que deux époques, elle s'étend de 35 à 49 ans. Chaque époque, divisée par deux, forme des sections dont la révolution amène dans la vie sexuelle de la femme des circonstances remarquables : à 10 ans 6 mois commence le développement des parties génitales qui n'est complet qu'à 14 ans. L'intensité de sa force sexuelle embrasse l'intervalle de 21 à 28 ans ; son zénith est 24 ans 1/2 ; mais un coup-d'œil sur le tableau comparatif de la vie sexuelle de l'homme et de la femme fera mieux ressortir la concordance qui les lie. En l'établissant par sections je trouve :

Première période.—Jeunesse sexuelle.

	CHEZ L'HOMME.		CHEZ LA FEMME.	
2 époques de 9 ans.	4 ans 1/2	correspondant à	3 ans 1/2	*2 époques de 7 ans.*
	9	»	7	
	13 1/2	»	10 1/2	
	18	»	14	

2ᵉ *Période.—Force sexuelle.*

	CHEZ L'HOMME.		CHEZ LA FEMME.	
3 *époques de 9 ans.*	22 ans 1/2	correspondant à	17 ans 1/2	3 *époques de 7 ans.*
	27	»	21	
	31 1/2	zénith sexuel	24 1/2	
	36	correspondant à	28	
	40 1/2	»	31 1/2	
	45	»	35	

3ᵉ *Période.—Vieillesse sexuelle.*

2 *époques de 9 ans.*	49 ans 1/2	correspondant à	38 ans 1/2	2 *époques de 7 ans.*
	54	»	42	
	58 1/2	»	45 1/2	
	63	»	49	

On voit par ce tableau que l'âge le plus convenable au mariage se trouve placé entre 22 ans 1/2 et 45 chez l'homme, et entre 17 1/2 et 35 chez la femme ; mais si l'on fait attention que le but de la vie sexuelle est la reproduction, et que l'homme, l'être le plus long-temps faible dans sa jeunesse, est celui dont l'éducation est aussi la plus longue, on sera conduit à admettre 27 ans pour l'homme et 21 ans pour la femme comme l'époque précise la plus favorable pour qu'il reste au nouveau ménage assez d'années de force pour pourvoir à l'éducation d'une famille dont le nombre s'élèverait au maximum. Alors les deux époux formeront avantageusement un cercle dont ils seront le centre.

Est-il besoin de dire que les types de la vie générique et de la vie sexuelle, tels que je viens de les présenter, ne sont applicables qu'à la masse et non pas aux individus ?

Au nombre des causes qui influencent la vie de l'individu, il en est une principale qui, de tout temps a fixé l'attention des médecins, ce sont les tempérammenls. Si jamais la physiologie a mérité les reproches qu'on lui a adressés en l'appelant le roman de la médecine, c'est bien lorsqu'elle a voulu faire l'histoire des tempérammenls qui consistent dans la prédominance de tel ou tel système d'organes : il est clair qu'il doit y avoir autant de tempérammenls, non-seulement qu'il y a de systèmes, mais encore qu'il y a de degrés dans la prédominance de chaque système et de combinaisons possibles entre ces divers degrés ; or, ces combinaisons sont infinies et c'est ce qui explique l'impossibilité presque absolue de trouver dans la nature un seul des tempérammenls tels qu'ils ont été décrits dans les livres. Cette vérité, aujourd'hui généralement reconnue, a fait sentir la nécessité de substituer au mot tempérammenl, qui n'exprime qu'une abstraction et qui ne peut s'appliquer aux individus, un autre terme plus exact, celui d'idiosyncrasie, qui signifie manière d'être spéciale. Chacun en effet apporte en naissant des dispositions particulières dont le développement est, ou favorisé ou comprimé par les circonstances dans lesquelles l'individu se trouve placé et surtout par les mœurs, le climat, l'éducation et l'habitude qui, selon certaine locution bien fondée, constitue une seconde nature.

Fortifié par tous les moyens que lui donne son industrie, l'homme, malgré la faiblesse naturelle de sa constitution, devient capable de braver les influences des saisons et des climats. Aussi est-il ce que l'on appelle *cosmopolite*.

Sa sensibilité est le premier moteur qui l'entraîne vers l'état social; ainsi le sentiment de la reconnaissance, le besoin d'épancher ses peines et de partager ses jouissances, la nécessité de se réunir pour l'attaque et la défense, et le grand œuvre de la reproduction, sont, avec la facilité des signes communicatifs, les causes qui portent leshommes à se rapprocher. La fécondité de l'espèce humaine, les progrès de la civilisation et la durée de la vie se rattachent aux nombreux avantages de la société. On doit donc regarder l'état social comme naturel à l'homme, quelles que soient d'ailleurs les raisons spécieuses qui ont porté certains philosophes à embrasser l'opinion contraire.

Il n'y a qu'une espèce d'homme; mais, outre

la différence qui existe parmi les individus, la nature a encore produit des variétés dont les caractères sont constants. Les naturalistes s'accordent presque généralement à rapporter à quatre races principales tous les êtres humains répandus à la surface du globe. On les désigne sous les noms suivants : 1° *Race blanche* ou *Caucasienne* ; 2° *Race olivâtre* ou *Mongole* ; 3° *Race Malaie* ; 4° *Race nègre*.

Race Blanche.

La ligne qui mesure la hauteur de la face est presque verticale. Cette race se distingue par la couleur blanche de sa peau, par un visage ovale, un front haut et développé, un nez étroit et un peu convexe; les os des joues peu saillants; la bouche petite, les lèvres légèrement tournées au dehors, le menton plein et arrondi ; les cheveux sont longs, flexibles et diversement colorés du blond au noir foncé. Cette race a son prototype au voisinage des montagnes du Caucase, dans la Géorgie; c'est là que la beauté du visage, l'élégance des formes se sont conservées dans toute leur pureté. Aussi quelques auteurs sont-ils tentés de placer dans ce pays le berceau du genre humain. C'est encore dans cette race qu'il faut chercher tout ce qui s'est fait de grand sur la terre; les sciences, les arts, la philosophie ont atteint chez elle seule une élévation inconnue chez les nations formées par les autres races. Partout où l'européen a pénétré, et il est peu de lieux sur la terre où il n'ait porté ses pas, partout il s'est acquis une grande prépondérance par le déploiement de ses facultés aussi étendues que nombreuses. La race *Caucasique* habite l'Europe et l'Asie occidentale ; on la retrouve encore au nord de l'Afrique, dans l'Abyssinie et sur les bords de la Mer rouge.

Race Olivâtre.

Les caractères de la race olivâtre sont bien différents ; la ligne qui mesure la hauteur de la face n'est plus verticale ; elle est oblique, ce qui indique un commencement de dépression dans la partie antérieure du cerveau. La face est large, carrée, aplatie, ce qui est dû à la saillie des pommettes et à l'enfoncement du nez qui est gros et écrasé à sa racine. Des yeux noirs et dirigés obliquement au dehors, des dents écartées, des cheveux raides et rares.

Cette race, la plus considérable de toutes pour la population, occupe la plus grande partie de l'hémisphère oriental, l'Asie septentrionale, la Chine, le Japon et les pays qu'arrosent le *Gange* et l'*Indus*. Moins bien organisée que la race précédente, elle est moins capable qu'elle des hautes conceptions du génie; l'état stationnaire de l'intelligence des Chinois qui, depuis des siècles, n'ont fait aucun pas vers une plus grande civilisation, vient appuyer la conséquence qui est indiquée par le peu de développement de la partie antérieure du cerveau.

Race Malaie.

Le front est encore plus déprimé; la ligne qui mesure la hauteur de la face est plus oblique que chez les *Mongols*; le nez est plein, épais à son extrémité; la bouche est large; la couleur est foncée. Quelques naturalistes présument que les Malaies sont une lignée bâtarde de mulâtres indiens, propagée, multipliée par le temps, enfin perpétuée aujourd'hui d'elle-même. Cette race est bien moins civilisée que la précédente; les peuples qui la composent habitent depuis la péninsule de Malaca jusqu'aux îles les plus éloignées du grand océan indien et pacifique; plusieurs sont anthropophages; en général, ils sont polygames, se tatouent et se nourrissent principalement de végétaux. Plusieurs de ces peuples ont la tête aplatie, le menton imberbe; cela vient, au rapport des voyageurs, de ce qu'égarés sur les vrais caractères de la beauté, ils compriment la tête des enfants en bas âge et se dépilent dans l'âge adulte.

Ils sont naturellement indolents, stupides et peu capables de réflexion ; la haine seule exalte leur humeur sauvage ; la soif de la vengeance les porte à la cruauté et les conduit aux actions les plus intrépides.

Race Nègre.

Elle offre les caractères les plus profonds de la dégradation physique et morale. Quand on lui supposerait un teint blanc, comme on l'observe dans l'Albinos, sa face prolongée en museau et n'offrant qu'un angle facial très aigu, son front déprimé et arrondi, ses cheveux laineux ou moutonnés, sa grosse lèvre si gonflée, un nez large, épaté, des yeux ronds à fleur de tête, un menton reculé, des dents placées obliquement en saillie, feraient bientôt reconnaître les caractères du nègre. Plusieurs ont les jambes cambrées, des genoux toujours un peu fléchis, peu de mollet, une allure souvent éreintée, le corps et le cou tendus en avant, tandis que les fesses ressortent beaucoup en arrière. Toute cette conformation montre une nuance manifeste de la structure de l'orang-outang et des singes.

Cette race est placée entre les Tropiques ; elle peuple l'Afrique équatoriale, la *Guinée*, l'Ethiopie, la Cafrérie, l'intérieur de Madagascar, le pays des

Hottentots, chez les femmes desquels le prolongement des nymphes est si considérable qu'on lui donne le nom de *tablier*.

Tourmentée par les feux du soleil et dépourvue de l'intelligence attribuée à une disposition plus heureuse du cerveau, la race nègre languit dans l'ignorance, la superstition et l'esclavage. Pourrissant dans la malpropreté et dans la crasse, les nègres de la Nouvelle-Hollande sont accroupis tout le jour comme les singes. On les voit aussi, parfois, comme ces animaux, croquer les insectes parasites qui les tourmentent et qui sont d'une espèce différente de ceux qu'on trouve chez les blancs. Les huttes de feuillage qu'ils se construisent sont si basses, qu'ils n'y peuvent entrer qu'en rampant.

Cette infériorité dans l'organisation et dans les facultés des nègres, ne justifie ni le honteux trafic qu'on fait de ces êtres dégradés, ni l'esclavage affreux auquel ils sont soumis ; elle est plutôt un titre à la douceur et à l'indulgence. Si nous possédons des facultés supérieures, une intelligence plus vaste et susceptible d'un plus grand développement, n'est-ce pas pour étendre les bienfaits de la civilisation et multiplier les jouissances de la vie sociale, plutôt que pour opprimer le faible, l'ignorant, et pour précipiter dans l'abîme de la barbarie celui qui occupe déjà les degrès les plus bas de l'échelle intellectuelle? Qui sait combien de temps doit durer l'éducation d'une race que l'on a trouvée sans culture? Il s'en faut que toute la race nègre soit vouée irrévocablement à une nullité morale. La population noire des *Antilles* a prouvé et prouve de plus en plus la puissance de la civilisation pour effacer des imperfections de la nature.

DEUXIÈME PARTIE.

Relations qui existent entre l'Homme et les objets qui l'entourent.

CHAPITRE Ier.

Agents hygiéniques répandus dans l'atmosphère.

Nous sommes plongés dans un milieu sujet à une multitude de variations facilement appréciables. Tantôt il est resserré par le froid, ou dilaté par la chaleur; tantôt il est traversé par des flots de lumière, quelquefois il est surchargé d'électricité : il se meut toujours et dans des directions diverses; il nous arrive imprégné, ou dépourvu d'humidité ; lorsqu'il passe sur des marais, il nous apporte leurs exhalaisons variées; il contient tous les gaz, fluides impondérables, vapeurs qui s'élèvent de la terre ou s'y précipitent.

Air.

Ayant pour but le côté pratique des choses, je serai sobre de notions scientifiques sur l'air. Ce fluide, qui agit sur nos organes par le contact et la respiration, environne notre globe en s'élevant dans l'espace à la hauteur d'environ sept myriamètres. Sa masse totale prend le nom d'atmosphère terrestre. Je ne m'arrêterai pas aux propriétés élastique, compressible, insipide, inodore, diaphane, invisible de l'air; je ne parlerai que de sa composition, de sa pureté et de ses altérations, de sa pesanteur, de sa température, de sa sécheresse et de son humidité; enfin, de son action, de ses usages et de ses correctifs, quand il en a besoin.

L'air est l'aliment de la vie; sans lui plus d'animaux, plus de végétaux; le globe continuerait ses révolutions; mais tout serait mort à sa surface. Aussi les anciens, qui n'ignoraient point son importance vitale, lui ont-ils donné le nom d'esprit. Introduit dans nos poumons, ce fluide fait subir au sang une modification nécessaire à l'existence; de noir et veineux qu'il était, il devient rouge et artériel; lancé par le cœur après cette transformation, le liquide sanguin porte partout l'excitation, la chaleur, le mouvement et la vie. Ce n'est pas tout; il paraît que notre peau, semblable en cela aux feuilles des végétaux qui sont leur principal organe respiratoire, agit aussi sur l'air, à la manière des poumons ; qu'elle le décompose pour en absorber l'élément vital. Cet élément vital est l'oxigène, qui entre dans la composition de l'air pour vingt-un centièmes sur soixante-dix-neuf d'azote et quelques fractions de gaz acide carbonique. Il est parfaitement constaté par de nombreuses expériences, que sur les mers, les îles et les continents, dans les plaines, les vallées, les hautes montagnes, dans les champs et les cités, l'air offre en tous lieux, à l'analyse chimique, cette invariable composition. L'azote qui entre dans l'air pour cette forte proportion, tempère l'action de l'oxigène. Celui-ci, respiré seul, déterminerait une excitation violente, bientôt suivie de graves accidents.

Comment se fait-il que l'air, composé partout des mêmes éléments, dans les mêmes proportions, agisse sur nous chimiquement d'une manière si différente et, pour ne citer qu'un exemple, que l'air de la campagne soit généralement préférable à celui des villes? On serait tenté d'accuser d'inconstance et de contradiction les agents de la nature, tandis qu'il faut reconnaître la faiblesse de nos moyens d'investigation. Que dire de la chimie, dont les surprenants progrès sont l'une des gloires scientifiques de notre siècle, quand nous sommes obligés d'avouer qu'elle ne découvre aucune différence entre l'air infecté des marais et celui de la contrée la plus salubre! C'est que les émanations malfaisantes, malgré leur redoutable activité, sont en aussi faible proportion qu'elles échappent à l'eudiométrie la plus fixe.

La pureté de l'air qu'on respire, est l'une des premières nécessités de la vie, mais comme l'homme n'est ordinairement frappé que des influences promptes et manifestes, il n'apprécie pas à sa valeur l'action lente de l'atmosphère dans laquelle il est plongé. Cependant, averti par ses sensations de l'état physique de l'air, il peut faire avec discernement une utile application des contraires (le chaud au froid, le sec à l'humide, etc.). C'est l'altération dans la composition de l'air qui lui nuit le plus souvent à son insu, sans parler de l'infection par les marais, les égoûts, les latrines, etc., la respiration et les émanations ordinaires des corps vivants, causent incessamment la corruption de l'air, et l'homme s'empoisonne ainsi lui-même. Pendant les guerres de l'Indostan, les Anglais enfermèrent cent quarante-six prisonniers dans une chambre de six mètres carrés, qui n'avait que deux petites fenêtres ouvertes sur une galerie. Le lendemain, au jour, cent vingt-trois n'existaient plus, et les vingt-trois qui avaient survécu étaient dans un état déplorable. Un homme, en vingt-quatre heures, rend irrespirables trois mètres et demi cubes d'air. Ainsi s'explique comment l'air des salles où sont réunies beaucoup de personnes finit par devenir non-respirable s'il n'est renouvelé.

La quantité d'acide carbonique que renferme l'air varie en raison de plusieurs circonstances ; elle est plus grande dans les lieux où il y a des fleurs, et la nuit dans ceux où sont des végétaux ; en effet, ceux-ci, exposés à l'ombre, fournissent beaucoup d'acide carbonique ; aussi est-il très malsain de se promener la nuit sous des arbres, comme de renfermer des plantes dans le lieu où l'on couche. Le contraire arrive pendant le jour ; les végétaux, placés sous l'influence de la lumière, dépouillent l'atmosphère de son acide carbonique, s'en emparant et le remplaçant par de l'oxygène. Toutes choses égales, d'ailleurs, comme ils absorbent pendant le jour plus d'acide carbonique qu'ils n'en forment pendant la nuit, leur culture est avantageuse à la salubrité de l'air.

Sans être aussi importantes que sa composition, les qualités physiques de l'air exercent sur l'organisation une action que sa durée et sa continuité rendent bien puissante. Je commence par la pesanteur.

Quand on songe avec quelle facilité nous nous

mouvons dans l'atmosphère, on a de la peine à croire qu'un homme de moyenne taille supporte *seize mille cinq cents kilogrammes d'air*. La pression uniformément exercée dans tous les sens, explique ce phénomène. Il en est de même pour la pesanteur de l'eau, que personne ne conteste assurément. La baleine, qui est au fond de l'océan, supporte des millions de *kil.* de liquide ne se sent pas chargée d'un gramme, parce qu'elle est aussi pressée dans tous les sens. L'air pèse huit cent fois moins que l'eau. Quand, par un ciel calme et serein, la colonne de mercure du baromètre se soutient à sept cent cinquante-six millimètres, qui est le maximum de la pesanteur, on se sent plus agile, toutes les fonctions s'exécutent avec facilité. Lorsque le baromètre baisse beaucoup, au contraire, on respire péniblement, un sentiment de malaise se manifeste en nous. Pendant les tempêtes et les vents du sud, à l'approche des orages, particulièrement en été, on éprouve des sensations d'accablement qui tiennent au défaut de pesanteur, quoiqu'on dise généralement alors que l'air est lourd; l'équilibre étant troublé entre la compression extérieure et l'expansion du fluide intérieur, ceux-ci affluent à la périphérie du corps avec une abondance insolite qui distend les tissus et fatigue singulièrement. L'air est toujours raréfié ou moins pesant sur les hautes montagnes.

La température de l'air est l'une de ses propriétés physiques dont nous ressentons et apprécions le mieux les effets. L'air tempéré, comme il l'est ordinairement au mois de mai sous nos latitudes, est sans contredit celui qui convient au plus grand nombre. Ensuite, selon les divers tempéramments, c'est telle ou telle autre température qui favorise davantage la santé. Chacun doit posséder à cet égard sa propre expérience. Quant à l'influence générale des températures, la chaleur démesurée diminue les forces, l'activité, l'appétit, provoque d'abondantes sueurs, la soif et le désir de boissons tempérantes, prédispose aux maladies des viscères, du ventre, de la tête, aux hémorrhagies, etc. Ecoutant l'instinct, le mieux est, s'il se peut, d'éviter l'insolation prolongée, les fatigues; de manger moins en donnant la préférence aux végétaux, aux fruits, aux boissons douces et acidulées, plutôt qu'aux excitants. Du reste, tant qu'elle est sèche, à moins d'être excessive, la chaleur n'est pas ennemie de la santé, tandis que, combinée avec l'humidité, elle est énervente et nuisible. Les bains frais sont généralement très salutaires pendant les températures élevées.

Le froid, au contraire, quand il est sec et modéré, active toutes les fonctions. Se mouvoir est un besoin; on est très propre aux exercices pénibles, on mange plus et on digère bien. Mais il faut prendre garde aux refroidissements : le froid sec et les vents du nord sont les causes fréquentes de fluxions de poitrine et ils exaspèrent les maladies aiguës. L'air froid et humide est également malsain : on se réchauffe plus difficilement, parce que l'humidité éconduit beaucoup mieux le calorique qu'elle nous enlève. La transpiration est plus aisément supprimée, non point de cette manière brusque qui détermine sur-le-champ des fluxions de poitrine; mais plutôt avec cette lenteur qui cause les rhumes, les diarrhées, les maladies dites catharrales. Des vêtements secs et chauds, un régime restaurant dans lequel entrent modérément les boissons excitantes, le vin, le thé, le café sont les meilleurs correctifs de cet état de l'air. On remarque que les tempéramments ardents, bilieux et secs sont loin d'en être incommodés. Quant au froid excessif, chacun sait que les êtres doués de la vie n'ont point d'ennemi plus redoutable. Quant on ne peut pas s'y soustraire, à la douleur succède un engourdissement accompagné d'un penchant irrésistible à un sommeil perfide dont on ne se réveille plus.

La température et l'humidité de l'air, exactement mesurées par le thermomètre et l'hygromètre, ne sont pas soumises à une succession rigoureuse, à un ordre invariable pour chaque saison de l'année. Ce sont précisément les transitions, les contrastes, les anomalies, enfin les vicissitudes atmosphériques qui constituent l'insalubrité. Cependant on a l'habitude de se conduire comme si chaque saison devait être nécessairement régulière. Guidées par le calendrier, plutôt que par leurs sensations, il est des personnes qui, après avoir pris les vêtements d'été, ne songeraient pas à reprendre les habits d'hiver, alors même que, par un de ces rares hasards, elles verraient les toits se couvrir de neige. C'est toujours une imprudence; quand on serait dans la canicule, si la température baisse, il convient d'y proportionner ses vêtements. Règle générale, on s'expose beaucoup moins à se découvrir tard, à se couvrir tôt, qu'en faisant l'inverse.

Miasmes.

Les miasmes font partie de ce système général d'émanations qui joue un si grand rôle dans la nature. Chaque être reçoit et donne à son tour. Dans cet échange continuel d'éléments que la nature prête et n'aliène jamais, les mélanges, les séparations, les combinaisons les plus variées s'opèrent. Dans certains cas il en naît des miasmes, sortes de poisons volatils, invisibles, impalpables, dont heureusement nous connaissons plusieurs sources qu'on peut éviter ou tarir. Les conditions qui favorisent les dégagements miasmatiques sont assez bien déterminées. Les marais s'offrent en première ligne : on n'ignore pas combien sont communes sur le globe les maladies et spécialement les fièvres intermittentes, bénignes ou pernicieuses qui en proviennent. Ces effluves marécageuses auxquelles la décomposition de matières organiques végétales et animales paraît donner l'insalubrité, sont surtout redoutables à la fin de l'été et au commencement de l'automne, époques où l'ardeur du soleil épuise les eaux immobiles des marais, des étangs, des lacs, des rivières dormantes. Après les débordements considérables, il se dégage aussi par fois des effluves des terres qui viennent d'être inondées, et les terrains d'alluvion récemment formés ou fraîchement remués qui ne passent point pour être salubres. Et par ses nombreux volcans et par d'autres voies apparentes ou secrètes, le globe terrestre lance aussi dans l'atmosphère des émanations dont l'influence est mal connue. Il est plusieurs industries qui répandent dans l'air des principes malfaisants ; l'exploitation des mines, des manufactures de produits chimiques, les fabriques où l'on travaille les matières animales. Partout où se trouve l'homme, des animaux, des végétaux, il y a nécessairement des miasmes. La respiration, la transpiration, les excrétions des uns, la décomposition des autres corrompent continuellement l'air. Les latrines, les égoûts, les abattoirs, les voiries, les cimetières dégagent sans cesse des miasmes que leur diffusion dans une masse d'air rend heureusement peu nuisibles et qui deviendraient délétères par l'abondance ou la concentration. Mais parmi les foyers d'infection, l'un des plus dangereux pour l'homme, c'est l'homme lui-même, vivant ou mort. J'ai la conviction intime que la peste, cette redoutable maladie, annuellement désastreuse pour le Levant, et qui a plusieurs fois couvert le globe entier de funérailles, a pris son origine en Egypte de l'incroyable négligence des sépultures humaines. Lorsqu'autrefois la police des inhumations était mal faite en France et en Europe, on comptait une foule d'épidémies qui provenaient de la putréfaction des cadavres. Vivant, surtout lorsqu'il est malade, l'atmosphère qui entoure l'homme n'est pas toujours sans danger pour son semblable. Une preuve irréfragable, la contagion dans certaines maladies.

Le corps humain, plongé dans une atmosphère miasmatique, est accessible à l'infection par tous les points; mais c'est surtout par la respiration que les principes volatiles dangereux le pénètrent et le troublent. Du reste, l'action des miasmes est inconstante comme celle de toutes les causes de maladies ; sans la prédisposition du corps, elles sont toutes impuissantes. Les sujets naturellement faibles et craintifs, ceux qui ont été débilités par des privations, des chagrins, des fatigues résistent le moins bien. Tantôt l'infection miasmatique éclate soudainement ; d'autres fois elle n'agit qu'à la longue. Si le miasme est émané du corps d'un malade, communément la maladie médiatement transmise revêt des apparences semblables. Mettre le corps dans les conditions les plus favorables pour leur résister, s'occuper d'en purifier et d'en tarir la source, tels sont les deux ordres de moyens de préservation contre les miasmes. Il tombe sous le sens commun de s'éloigner des foyers d'infection toutes les fois qu'il y a possibilité. S'il faut en vivre rapproché, on s'applique à placer l'organisation dans la meilleure situation de résistance. Le premier point consiste à éviter les excès de n'importe quelle espèce : tout excès est débilitant et tout débilitant diminue la puissance de réaction contre les miasmes. Ainsi, point de veilles, de fatigues physiques ou morales, d'abus vénériens, d'intempérance dans les aliments et les boissons. Régime sain, végétal et animal proportionné au besoin et aux forces digestives ; changer le moins possible ses habitudes, amender seulement celles qui sont mauvaises.

Le pouvoir de l'homme sur les miasmes, pour en prévenir le dégagement, est immense, et si on voulait s'en donner soigneusement la peine, presque tous les foyers d'infection seraient taris. Le dessèchement des marais de toutes sortes d'eaux croupissantes, préserverait de plusieurs espèces de fièvres qui affligent une infinité de contrées de la terre. Quant aux émanations qui suivent les débordements ou qui s'échappent secrètement des antres et de la surface du globe, il faudrait les subir; d'ailleurs, on est assez mal fixé sur le danger de ces dernières. Les industries malsaines seraient reléguées loin des habitations, et ceux qui les exploitent auraient grand soin de protéger leur santé par un aérage abondant, une propreté soigneuse et autres moyens de désinfection. Que ne pourrait-on pas pour le maintien sanitaire des dépôts de matières animales et végétales, pour les conduits et réservoirs des liquides altérés! Les cimetières les mieux situés sont écartés des maisons, leur terrain est sec, un peu incliné, accessible aux vents. Ils sont spacieux, de telle sorte qu'il s'écoule cinq, six années et plus sans remuer la même fosse dont la profondeur convenable est de deux mètres. Les animaux aussi devraient être enterrés ou détruits par la combustion, et cependant on rencontre très souvent leurs cadavres qui se décomposent à l'air libre et non loin des pays habités.

La question des miasmes, qui rentre beaucoup plus dans l'hygiène publique et administrative que dans l'hygiène privée, m'entraînerait trop loin, s'il fallait examiner une à une toutes les circonstances qui favorisent l'exhalation dans l'atmosphère d'émanations chimiques malfaisantes. Qu'il me suffise d'avoir indiqué les principales.

Habitation.

Profiter des choses qui sont avantageuses à la santé, se soustraire à l'influence de celles qui lui sont nuisibles, tel est le but de l'homme. Dans cet intérêt il se sert de divers moyens. Les plus généraux sont les constructions dont il forme son habitation. Par là, il cherche à se former une atmosphère particulière où il puisse vivre à l'abri de toutes les variations que j'ai décrites. Mais l'habitation destinée à nous soustraire à une partie des actions nuisibles des circonstances extérieures devient souvent elle-même, par la nature des matériaux qui la composent, par son exposition, sa situation et sa distribution, une cause nouvelle d'incommodités. Ainsi les constructions neuves, surtout celles où le plâtre entre en grande proportion, sont humides et par suite malsaines. La fraîcheur des peintures est un autre inconvénient grave; il peut en résulter une maladie douloureuse, la colique des peintres. Le choix des matériaux et la manière dont on les emploie ne sont point des choses indifférentes : les pierres nouvellement extraites des carrières, les moellons, les plâtres s'emparent facilement de l'humidité et la conserve long-temps. Au contraire, les briques scellées avec le mortier à la chaux sont plus propres à conserver la sécheresse ; mais les maisons construites en bois de chêne et recouvertes de chaume ou de roseau sont peut-être les seules capables de mettre l'atmosphère du dedans à l'abri du froid, du chaud et de l'humidité.

Dans nos contrées, l'exposition au nord et à l'ouest est malsaine. Le sol y est plus froid et plus humide; les maisons qui y sont construites ont en partie ces inconvénients. Aussi remarque-t-on dans les montagnes une grande différence entre les habitants du revers méridional et ceux qui vivent sur le côté septentrional. Chez ces derniers dominent la constitution lymphatique, la disposition aux scrophules, tandis que les autres sont secs et vigoureux. La nature des surfaces parcourues par les vents habituels n'a pas moins d'influence ; ainsi, lorsque l'habitation est sous le vent de marécages, on est soumis à tous les inconvénients qui assiègent les individus qui vivent au milieu ; de même, quand elle est exposée à des vents de montagnes, elle acquiert une partie des avantages des habitations situées à leur sommet, etc. L'exposition la plus favorable est sans contredit celle du midi et de l'est; elle est la plus sèche, la plus éclairée et la moins froide.

Une habitation située près d'un courant d'eau, dans une vallée étroite et basse, est toujours humide; les brouillards durent pour elle plus longtemps que dans un lieu plus élevé; l'air moins renouvelé, est plus chargé d'émanations étrangères; la chaleur est trop grande. Dans cette position, on a à craindre les accidents gastriques, les maladies catarrhales, les scrophules. Le voisinage des étangs, des eaux stagnantes est nuisible. Les individus qui habitent leurs bords sont sujets aux fièvres intermittentes; plus loin, ils en seraient exempts. Les jardins dont la terre fortement fumée, abondante en terreau, est fréquemment remuée par la culture, les amas de fumier, ont le même inconvénient. Les maisons construites dans des jardins anglais et surtout celles entourées d'arbres sont humides et leur situation prédispose aux affections rhumatismales. L'habitation doit être, autant que possible, placée sur le penchant d'une colline, ou sur une hauteur médiocre, éloignée de l'eau, séparée des arbres par un espace assez considérable pour laisser un libre accès à la lumière, à l'air et aux vents du sud et de l'est. Lorsqu'on n'est pas éloigné de quelque grand étang, il est convenable de le masquer par des plantations d'arbres élevés. Les émanations montant ordinairement à une faible hauteur sont arrêtées par cette espèce de muraille. Quelque avantageuse que soit la position, elle peut être annihilée par la distribution intérieure. Ainsi des fenêtres étroites, des salles dont la grandeur est hors de proportion avec celle des fenêtres nuisent à la bonne distribution de la lumière; des appartements peu élevés au dessus du sol sont toujours humides; trop petits, leur atmosphère est promptement altérée. L'usage des cheminées est préférable à celui des poêles, parce qu'elles renouvellent davantage l'air et donnent de la lumière en même temps que de la chaleur; enfin, une attention particulière doit présider à la construction et à l'emplacement des fosses d'aisance et des égoûts; ils doivent toujours être assez éloignés des lieux habités pour que leur présence ne soit pas perçue par l'odorat.

L'habitation est rarement le résultat du choix; on la place là où les occupations appellent. Aussi doit-elle être considérée comme un des moyens les plus puissants employés par l'art pour opérer dans l'atmosphère des modifications avantageuses. En effet, qu'elle soit construite de bons matériaux, bien exposée à la lumière et aux vents chauds et secs, composée d'appartements isolés du sol, soit par leur élévation, soit par des caves aérées, on pourra créer une atmosphère intérieure fréquemment renouvelée, à l'aide du feu de cheminée et jamais humide. On ne recevra l'air du dehors que vers le milieu du jour, époque où il est le plus pur et hors des temps de pluies.

Les collections d'habitations particulières qui forment les villages et les villes exigent des soins particuliers d'hygiène publique d'autant plus que leur position souvent est la plus malsaine qu'on ait pu choisir. L'air y est plus chaud, la température plus constante; les grêles, les foudroiements plus rares que dans les campagnes. Mais l'atmosphère est moins salubre, parce qu'elle est moins pure. Lorsque les maisons sont hautes et séparées par des espaces étroits, chaque rue devient un foyer d'infection; l'air est difficilement renouvelé, la lumière n'y pénètre pas, le sol est toujours humide. Aussi la population de ces lieux est détériorée; elle se compose de lymphatiques, de scrophuleux, d'êtres chétifs, pâles, bouffis ou maigres, vivant peu et souvent malades. Là, ceux qui se portent le mieux sont ceux qui habitent les étages les plus élevés. L'influence du séjour dans de pareilles rues est surtout remarquable chez les enfants. A Paris, presque tous sont scrophuleux. Les rues irrégulières qui forment un grand nombre de coudes offrent, dans chacun de leurs angles, un obstacle et ainsi conservent une atmosphère particulière, calme et impure. Les rues droites, capables de laisser un libre accès aux vents, celles qui sont longues et qui permettent à la lumière d'arriver presqu'aux plus bas étages seront donc les plus saines.

Le sol des villes reçoit constamment une multitude de débris végétaux et animaux qui sont convertis en boues dans les temps humides; il s'en élève des miasmes très-bien perçus par l'odorat. Les ruisseaux qui servent à l'écoulement des eaux sales donnent lieu à des émanations encore plus fétides. Il est inutile d'insister sur leur danger; elles ne sont pas seulement désagréable au nez, mais elles influent, à la longue, sur la constitution des hommes qui sont soumis à leur action. Il est certain qu'elles causent des maladies; que là où elles existent, la mortalité est plus considérable, les contagions plus fréquentes. Aussi l'enlèvement des boues et des tas d'ordures ne doit point souffrir de retard; les ruisseaux doivent avoir une pente telle que l'eau ne puisse séjourner; enfin, les rues doivent être régulièrement lavées. Des soins de ce genre supposent que le sol est pavé. S'il en était autrement, la propreté ne serait pas possible, et la terre recevant continuellement des débris de toute espèce deviendrait un foyer d'infection. Nul doute que le pavage des rues n'ait beaucoup contribué à la santé individuelle des habitants des villes ; du moins, depuis qu'il est établi, la mortalité a diminué et certaines maladies sont devenues plus rares. La fréquence des places et des jardins publics est un grand moyen de salubrité pour les citadins. Il en résulte une grande facilité à se livrer à la promenade, même dans les plus courts instants de repos; et là, l'air est plus pur, la lumière plus abondante. On peut ainsi corriger en partie les effets d'une habitation malsaine.

CHAPITRE 2.

Applications à la surface du corps.—Vêtements, Cosmétiques, Bains, soins de propreté.

Vêtements.

Eh quoi ! vont s'écrier, à ce seul mot, plus d'une personne du monde ; la médecine descend jusqu'à ce domaine futile des caprices de la mode? Rien de ce qui concerne l'homme ne saurait être indigne de la sollicitude du médecin. Le vulgaire ignorant et surtout irréfléchi peut sourire dédaigneusement de la gravité avec laquelle je m'occupe d'objets qu'un usage journalier finit par rendre trivial à ses yeux; mais qu'il apprenne cependant que la nature seule ou la forme des vêtements ont suffi pour occasionner la gloire ou la ruine des peuples; que l'habitude de s'habiller de telle ou telle façon, fait que les hommes résistent plus ou moins à l'inclémence des saisons, et que de nombreuses armées ne sont devenues la proie de leur intempérie, que pour s'être trouvées soumises à de vicieuses habitudes de se vêtir. Le pédantisme affecté des médecins du temps de Molière, lui a fourni l'occasion de lancer de trop justes épigrammes sur notre compte, il est vrai; mais qu'il me soit permis, à mon tour, de le censurer, lorsqu'il s'efforce de déverser le ridicule sur le père de la médecine, parce que ce dernier s'est occupé avec détails, de la forme que doit avoir le vêtement qui couvre notre tête.

Ici vient tout naturellement cette question si fréquemment agitée par les philosophes. La nature nous a-t-elle faits pour être vêtus? peut-être non; mais il est vraisemblable que si l'homme eût conservé sa nudité première, il se fût trouvé couvert de plus de poils qu'il n'en a dans l'état actuel de la civilisation. Il est encore possible que, de nos jours, dans tous les climats, on pût parvenir à ne porter aucun vêtement, nul organe n'étant plus flexible aux habitudes que la peau. Dans nos régions mêmes, où la civilisation et surtout les variations continuelles de l'atmosphère exigent impérieusement que nous soyons vêtus, quelle différence n'observe-t-on pas entre les vêtements de l'homme et ceux de la femme? Quel poids, quelle chaleur dans les uns; quelle légèreté et quelle fraîcheur dans les autres! Et cependant on ne saurait nier que la susceptibilité et la délicatesse de sa peau ne rende le sexe plus sensible aux impressions du froid. L'empire de l'habitude ne peut donc être ici, comme ailleurs, révoquée en doute. Par son influence, les personnes robustes réussissent avec le même vêtement à braver le froid rigoureux de l'hiver et la chaleur brûlante de l'été, et cela même avec beaucoup d'avantage pour leur santé, puisqu'elles deviennent ainsi supérieures aux vicissitudes du temps. Mais, d'un autre côté, il existe des sujets délicats pour lesquels le choix des vêtements est loin d'être indifférent, suivant les climats et les saisons et qui ne sauraient résister autrement aux changements de température.

§ I. *Matières des Vêtements.*

On donne le nom de vêtement à toute substance appliquée sur le corps dans le but de le garantir immédiatement des impressions et des vicissitudes de l'air. Ils remplissent cette indication de deux manières : soit en retenant à la surface du corps une certaine quantité du calorique qu'il produit ; soit en défendant la peau de sa chaleur extérieure et de l'humidité. Les vêtements semblent encore avoir une autre destination, celle de voiler certaines parties dont l'aspect alarme la pudeur, même chez les peuples les plus sauvages ; je n'ai pas à m'en occuper ici, sous ce dernier point de vue, qui concerne la moralité. Ce qu'il importe au médecin de considérer dans les vêtements, c'est la matière dont ils sont formés, leurs propriétés physiques, leurs formes, leurs effets sur l'économie, relativement aux âges, aux sexes, aux professions, aux habitudes et aux autres circonstances de la vie.

Les matières qui servent à la confection des vêtements sont végétales ou animales. Je dois citer parmi les premières, le chanvre, le lin, le coton, la paille ; parmi les secondes, la laine, la soie, le poil et même la peau entière de quelques animaux. On réunit parfois ces deux espèces de substances ; le coton non-filé, par exemple, avec un produit animal, pour la fabrication d'une espèce d'étoffe non tissée, connue sous le nom de feutre, et dont on fait les chapeaux. Toutes les matières qui servent à la confection des différentes étoffes varient par leur épaisseur, leur extérieur uni ou inégal, leur finesse, leur compacité, etc., autant de dispositions qui exercent une grande influence sur les propriétés des vêtements. Mais ce qu'il importe pourtant de considérer en elles, c'est leur faculté plus ou moins conductrice du calorique et de l'électricité et celle de s'imprégner de l'humidité extérieure, ainsi que de la transpiration qui émane de notre corps, ou de la laisser échapper plus facilement.

Les tissus fabriqués avec le *chanvre* ou le *lin* appelés communément toile, sont bons conducteurs du calorique et de l'air très froid ; ils livrent également un libre passage à l'électricité ; mais leur propriété la plus tranchée, c'est de se mouiller facilement, de condenser beaucoup d'humidité à la surface du corps, parce qu'ils n'en peuvent contenir que très peu à l'état latent. Les personnes exposées aux affections exanthémateuses, maladies qui, comme on sait, s'accompagnent de chaleur et de démangeaisons, trouveront dans ce tissu une substance incapable d'augmenter la chaleur et l'irritation que l'on doit avoir pour but d'apaiser.

Le *coton* est un peu plus mauvais conducteur du calorique et laisse moins échapper de chaleur. Il est, malgré cela, bon conducteur de l'électricité; l'usage en est généralement plus avantageux que celui de la toile, à moins qu'il n'existe à la peau quelqu'irritation que l'on veuille réprimer. On rencontre néanmoins contre le coton, un préjugé qui le fait regarder comme moins salubre que le chanvre et le lin. J'examine la cause de cette manière de penser, erronée, parce qu'elle est exclusive. Mauvais conducteur du calorique, hérissé de plus d'aspérités, conséquemment plus irritant que la toile, le coton, mis en contact avec une plaie, entretiendra plus de chaleur et d'irritation, partant s'opposera davantage à la guérison que ne le feraient le chanvre et le lin. Mais c'est aussi là le seul cas où l'on puisse lui adresser des reproches, et généralement il a sur la toile des avantages incontestables. Si les chemises de toile ont en été plus de fraîcheur que celles de percale, elles ont aussi pendant cette saison même le désavantage de laisser refroidir la sueur du corps, inconvénient que ne présentent pas ces dernières, qui, durant l'hiver, ne nous glacent pas non plus comme celles de toile lorsque nous changeons de linge. Le coton devra donc obtenir la préférence, surtout pour les habitants des pays froids et humides.

La *soie*, mauvaise conductrice du calorique et de l'électricité, n'est guère employée sur la peau que pour cette pièce de l'habillement qui recouvre les jambes; mais elle devient d'un grand secours lorsque l'on se propose d'obtenir beaucoup de chaleur sans donner une épaisseur et une pesanteur considérables aux vêtements.

La *laine* est une matière fort usitée ; plusieurs praticiens distingués en restreignent l'usage aux sujets faibles et valétudinaires ; je partage cet avis ; en s'y accoutumant de bonne heure, on se prive d'une ressource précieuse que des circonstances ultérieures peuvent rendre nécessaire ; on se fait de plus esclave d'une habitude, que l'on n'est pas sûr de pouvoir toujours satisfaire, et qui, rendant le corps très sensible aux impressions de l'air, peut devenir la cause d'une multitude d'affections. Je le répète, car on ne saurait trop insister sur cet objet, gardons-nous d'abuser de ce précieux moyen. Que de vésicatoires, de cautères, de moxas le tissu de laine remplacera par la suite, si vous ne le prodiguez pas, et à quel arsenal de ces topiques ne serons-nous pas obligés d'avoir recours, et souvent en vain, pour avoir prématurément et sans nécessité usé de gilets de flanelle ! Pourtant, pour être vrai, je dois dire qu'il est certains cas où l'habitude de la laine sur la peau devient nécessaire, hors même les cas de maladie, chez les personnes très lymphatiques, par exemple, chez celles qui sont obligées de séjourner dans des contrées froides et humides et à l'effet relâchant desquelles ces sujets ne sont pas accoutumés ; chez les marins qui, passant continuellement d'une latitude à une autre, se trouvent exposés aux vicissitudes atmosphériques les plus extrêmes

C'est principalement pour remédier aux rhumes, aux rhumatismes, à la goutte, aux névralgies, aux affections intestinales chroniques, aux hémorroïdes, aux fleurs blanches, aux affections catarrhales de toutes espèces que l'excitation de la peau par le gilet de laine ou le caleçon de même matière devient une puissante ressource. Si la peau du crâne et de la face se trouvait affectée de dartres, de teigne, de plique, etc., la laine appliquée sur la peau du tronc et des membres exercera une puissante action révulsive qui sera très propre à détourner l'irritation de la partie affectée. On a avancé et avec beaucoup de raison, qu'une fois l'habitude des gilets de laine contractée, il est dangereux d'y renoncer; si, au contraire, ce n'est qu'accidentellement que l'on a eu recours à la flanelle, pour enlever une affection chronique quelconque, une fois celle-ci disparue, que l'on se hâte de s'affranchir de cette servitude avec le même empressement et pour les mêmes motifs que l'on cesse de prendre des médicaments, car on rentrerait alors dans le cas de l'individu qui a contracté cette habitude sans aucun besoin.

Les tissus de laine appliqués sur la peau, doivent être fréquemment renouvelés ; il ne faut pas oublier que, par la même raison qu'ils conservent l'humidité, ils sont aussi plus disposés à retenir dans leurs mailles les qualités nuisibles des fluides atmosphériques et perspirateurs, et l'on sait très bien que ce sont les matières animales qui conservent le plus facilement et durant un espace plus long les miasmes exhalés des pores de la peau, ou fournis par l'air, et que les miasmes sont capables, même après un temps assez prolongé, de reproduire la maladie qui leur avait donné naissance. Je puis citer à l'appui de cette propriété contagieuse des miasmes conservés dans la laine, l'exemple d'une femme attaquée du typhus pour avoir cardé un matelas sur lequel étaient morts des sujets affectés de la même maladie, plus d'un an après que l'épidémie cruelle avait cessé de régner.

Les *poils*, qui comprennent les fourrures et les pelleteries, développent beaucoup d'électricité et sont encore plus chauds que la laine. On en pourrait faire usage dans tous les cas indiqués à l'occasion de cette dernière. Il est avantageux de les placer immédiatement sur la peau, à la surface interne ou externe des habits. Rien n'est plus propre à nous défendre contre la rigueur de la saison.

§ II. *Forme des Vêtements.*

La forme des vêtements pourrait seule devenir le sujet de considérations fort étendues, surtout chez nous, où la mode les fait varier d'une manière incroyable, ce qui est assurément bien une preuve de légèreté dans le caractère. Chez les romains, la seule différence de la forme distinguait l'habit civil de l'habit militaire : le premier était plus large, plus lâchement attaché que le second ; c'était le seul dont les femmes fissent usage, n'étant obligées à aucun exercice pénible. L'habit militaire, au contraire, étroit et serré, était tellement de rigueur pour les hommes, chez ce peuple guerrier et laborieux, qu'en temps de guerre on regardait comme une marque d'opprobre et un manque de courage, parmi les soldats, de porter des vêtements larges et tenir sa ceinture négligemment et peu serrée.

La forme des vêtements influe de plusieurs manières sur l'économie. Ces différents modes seront appréciés dans l'examen auquel je vais me livrer touchant chaque pièce de l'habillement en particulier.

Chemises.

La chemise est le vêtement qui, dans l'habitude de la vie, se trouve immédiatement appliqué sur la peau. Il est fait de toile ou de percale. Son introduction dans la toilette ne remonte pas fort haut, puisque lors du mariage d'Isabeau de Bavière avec le roi Charles VI, on cita comme un exemple de luxe et de recherche extrême, la présence de trois chemises de toile dans le trousseau d'une reine de France. Il est fort probable que l'usage de ce vêtement chez les peuples modernes est devenu la cause de la disparition de certaines maladies dégoûtantes. Quelle différence, en effet, pour la modification des fonctions de la peau, entre ces draperies en laine que l'on usait presque toujours sans les dégraisser, et cette chemise que non-seulement on change plusieurs fois par semaine, mais dont le tissu moelleux et lisse ne produit aucune excitation nuisible. Ne serait-ce point au prurit excité par une robe de bure frottant sur des lombes athlétiques qu'il faudrait rapporter la vigueur proverbiale attribuée à certains moines et le satyriasis perpétuel auquel plusieurs se sont trouvés en proie? Ceux qui connaissent l'étroite sympathie qui existe entre la peau et les organes génitaux, ont observé de grands rassemblements de malades affectés de dartres et de galle, et ceux-là, certainement, ne regardent pas comme une plaisanterie gratuite tout ce que l'on a dit de la vertu prolifique du froc. Cette observation, qui paraîtra peut-être déplacée au lecteur sérieux, prouve cependant que l'adolescent vigoureux, chez lequel les fonctions génitales jouissent d'une très grande activité et dont la peau est irritable, doit bien se garder de placer sur lui aucun autre tissu que le chanvre et le lin.

Quant à la manière dont la chemise doit être faite, on ne saurait trop recommander l'ampleur. Il est très important surtout que les poignets et le col ne soient pas trop serrés. On conçoit aisément que l'obstacle apporté par la compression de la jugulaire au retour du sang, qui ne cesse nullement malgré cela d'arriver au cerveau par des artères que leur position moins superficielle met à l'abri de cette influence, puisse déterminer de graves accidents, tels que les congestions cérébrales, les apoplexies et même la mort.

J'en dirai autant de la *cravate*, ce vêtement du cou dont l'usage fut introduit en France en l'année 1660, et qui est encore inusité chez un grand nombre de peuples de climats différents. Percy a vu des cols cartonnés produire chez les militaires auxquels d'ineptes officiers faisaient serrer le cou pour simuler l'embonpoint, des ulcérations, des callosités, l'enrouement et l'évasement de la mâchoire inférieure même. Puisque la mode nous impose la cravate sous peine d'être flétris par le ridicule, portons-la de mousseline, d'organdi, de taffetas, peu importe; mais ayons bien soin de la réduire à une hauteur convenable ; bannissons-en sans exception aucune tous ces cols ridicules et nuisibles de carton, de crin, de baleine ou de fil de laiton; serrons-la de manière à ce qu'on puisse librement promener les doigts entre elle et le cou. Voilà les seuls moyens d'éviter les accidents graves auxquels elle expose. Il ne sera peut-être pas inutile de rappeler ici qu'il faut en lâcher le nœud durant le chant, le travail de tête et surtout le sommeil.

Corset.

La raison a toujours proscrit cette pièce de l'habillement; mais la mode en a toujours perpétué l'usage. Cet espèce de lien constricteur de la poitrine et de l'abdomen a mille inconvénients dont voici les principaux. Il tend à maintenir dans l'immobilité deux cavités considérables dont les dimensions doivent, pour l'exercice des fonctions d'évacuation des organes qu'elles renferment, varier sans cesse ; et à transformer en sommet la base du cône que représente la cage osseuse de la poitrine. Par cet effet, le corset nuit à la libre exécution de la respiration, de la circulation et de la digestion; de là résulte la stase du sang dans le poumon et le cœur, une prédisposition des plus prononcées à l'hémoptysie, aux palpitations, aux anévrismes, à la phthisie, digestions pénibles et laborieuses, développement vicieux et irrégulier du fœtus dans le cas de grossesse, la mort du produit de la conception et même l'avortement suivi de tous ses dangers. Le corset détruit encore la fermeté de la gorge, donne naissance à beaucoup d'indurations de glandes mammaires dont on ne sait le plus souvent sur quoi rejeter la cause. On n'en finirait pas s'il fallait énumérer tous les inconvénients que l'on a justement reprochés aux corsets; mais comme les plumes éloquentes de Buffon et de Rousseau ont échoué, il serait téméraire à moi de compter sur une réforme à cet égard. Ma mission se bornera à signaler ce qu'il peut y avoir de moins funeste dans une chose essentiellement mauvaise de sa nature.

Si les femmes qui font un usage habituel de corsets prétendent qu'elles manquent de soutien lorsqu'elles en sont dépourvues, cette assertion prouve tout le pouvoir qu'a cette machine pour atrophier les muscles du tronc et leur faire perdre leur force. Il devient donc fort dangereux d'en faire usage avant que les organes musculaires et thoraciques aient acquis un certain degré de développement. Une fois cette époque arrivée, puisque l'ascendant d'une coquetterie tyrannique exige ce vêtement, qu'il soit du moins dépouillé de tout ce qui peut le rendre trop dangereux. Nous avons fait, il faut l'avouer, des progrès immenses sous ce rapport, si l'on considère surtout les ridicules corps des immobiles femmes du siècle dernier. Rendons encore plus souples les buscs de nos jours; remplaçons la simple toile à corset par des tissus élastiques qui, sans cesser de s'appliquer au corps et de soutenir la gorge, puissent se prêter aux mouvements continuels du thorax et de l'abdomen, tout en ramenant légèrement les épaules en arrière, sans laisser empreintes sur la partie antérieure de l'articulation du bras avec le tronc, les traces d'une pression douloureuse. On peut conclure de ce qui précède, que loin de combattre avec avantage les déviations de la taille que l'on observe chez un certain nombre de jeunes filles, le corset en est, au contraire, la cause la plus fréquente; c'est un point sur lequel il m'était d'autant plus indispensable d'insister, que presque toutes les mères ont une opinion diamétralement opposée.

La *ceinture* peut être considérée comme un diminutif du corset. Elle est employée par les hommes excessivement gras pour soutenir les viscères du ventre, et par ceux qui se livrent à de grands efforts musculaires.

Bas.

Les *bas* forment cette partie de l'habillement qui est appliquée sur la jambe et le pied. Leur usage était totalement ignoré des anciens et l'est même encore de quelques peuples modernes. On les fait avec le chanvre, le lin, le coton, la laine ou la soie; l'emploi de ces différentes espèces doit nécessairement être subordonné à l'état des sujets; ainsi, rien n'est plus absurde que de croire qu'il faille porter des bas de laine ou des chaussons de flanelle dans l'état de santé, sous peine de se voir devenir la proie de maux de gorge, de rhumes de cerveau et de catarrhes. Je renvoie, du reste, à ce qui a été dit des divers tissus et de la laine en particulier.

Jarretières.

Leur invention est une conséquence de celle des bas qu'elles sont destinées à maintenir. Les inconvénients qui en résultent lorsqu'on les porte trop serrées et dénuées d'élasticité, sont de déterminer des varices et chez quelques individus l'œdème des pieds et de l'extrémité inférieure de la jambe. Elles devront être élastiques, faites avec le caoutchouc, ou bien avec la peau dans laquelle se trouvent renfermées des tiges de fil de laiton roulées en spirale. Malgré toute la déférence que je suis porté à accorder aux décisions des sages, je confesse néanmoins qu'il est impossible de ne pas reconnaître que c'est au dessus et non au dessous du genou que se trouve le lieu d'élection des jarretières.

Culottes, Pantalons, Bretelles, Caleçons.

Les anciennes culottes offraient l'inconvénient immense d'exercer au dessous du genou la constriction que je viens de reprocher aux jarretières et entraînaient encore beaucoup d'autres accidents graves par la compression qu'elles exerçaient sur les cuisses et l'abdomen. La raison a fait, de nos jours, justice de la culotte; il faut donc la laisser dans l'oubli. Le pantalon qui, depuis quelques années, lui a été si heureusement substitué, monte généralement trop haut. Il ne doit pas dépasser les dernières fausses côtes; les pattes, sorte de demi-ceinture que l'on serre au moyen d'une boucle ou d'un lacet, seront larges, placées sur l'os iliaque et non au dessus. De cette manière elles fournissent un point d'appui à la région du bas ventre et les bretelles, partageant alors avec elles le poids du pantalon, n'exerçent plus sur l'épaule une aussi forte pression, puisqu'elles n'ont à supporter que cette faible portion du vêtement qui se trouve placée au dessus de la patte. Les pantalons d'été sont ordinairement confectionnés avec des tissus végétaux et doivent, pour conserver plus de fraîcheur, être d'une couleur claire et avoir des canons larges et flottants; ceux d'hiver, au contraire, faits de tissus de laine, auront ces parties plus étroites, surtout à l'extrémité inférieure, principale entrée de l'air. L'indécent *tonnelet* des écossais et le jupon des boulangers de Paris prouvent assez que, pour l'homme endurci de jeune âge aux rigueurs de l'atmosphère, la culotte n'est pas d'une indispensable rigueur pour la santé. Les personnes affectées de rhumatismes ou de sciatique devront porter sur la peau des caleçons de flanelle, soutenus par la partie qui unit les canons de la culotte. Quant aux femmes chez lesquelles les caleçons pourraient devenir nécessaires, la meilleure manière de les fixer est de les boutonner lâchement au dessus de la crête de l'os des iles, plus évasés chez elles que dans l'autre sexe.

Le *gilet* est le vêtement court, sans manche, qui recouvre la poitrine. C'est une des pièces de l'habillement de l'homme dont les changements de forme occasionnent les accidents les plus nombreux et les plus graves. Le gilet devrait toujours être fermé sur la partie antérieure du thorax jusqu'au dessous du menton.

Habits, Redingotes, Robes, etc.

Quelle que soit la mode que l'on adopte pour le choix de la couleur et de la matière de ces vêtements, il convient de se conformer scrupuleusement d'ailleurs aux règles générales que j'ai mentionnées; ainsi les manches seront toujours assez larges dans la partie surtout qui répond à l'aisselle, afin de ne pas comprimer les vaisseaux et les nerfs passant dans cette région.

Chaussure.

Le Français, qui se trouve dans un climat où la différence des saisons est assez tranchée, devrait emprunter, durant l'été, la chaussure légère des méridionaux et laisser pour l'hiver celle des nations hyperboréennes. une simple et large semelle de cuir recouverte d'une bande de toile écrue remplacerait avec avantage, à l'époque des chaleurs, ces chaussures fermées dans lesquelles les pieds se gonflent et se baignent de sueur, se ramollissent si souvent et se couvrent d'ampoules; dans lesquelles encore les orteils, douloureusement comprimés, chevauchent, se contournent, finissent par empiéter les uns sur les autres et se couvrir de cors douloureux. La *botte* ou la *bottine* est la chaussure d'hiver; elle protège mieux que les souliers le pied contre l'humidité et la jambe contre le renouvellement continuel de l'air qui s'engouffre sous les pantalons ; il faut avoir soin qu'elles soient suffisamment larges à la hauteur du mollet, pour éviter la compression des muscles de cette partie, compression qui devient la cause principale de cette lassitude que détermine souvent la marche avec des bottes. Mais que dire des talons élevés, si fort à la mode aujourd'hui, et que l'on pourrait supposer n'avoir été inventés que pour le profit des chirurgiens? Cette inepte invention diminue la base sur laquelle repose le centre de gravité et n'est propre à nulle autre chose qu'à déterminer des entorses ou des chutes.

Les *souliers* doivent être, pour la saison de l'été, préférés aux bottes et, dans leur confection, réclament des soins analogues. La chaussure de chaque pied ne doit pas être faite sur une même forme ; elle ne se moulerait pas exactement aux courbures du pied sans le gêner et ne contribuerait pas surtout à lui donner cette grâce et ces dimensions étroites que désirent si vivement les femmes.

Les *sabots* sont une excellente chaussure pour isoler les pieds du sol et les garantir de l'humidité ; mais leur inflexibilité les rend peu propres à la progression. Je ne saurais trop conseiller l'usage des *socques* articulés aux personnes faibles, lymphatiques et valétudinaires qu'incommode le froid humide.

Coiffure.

Les vêtements de la tête ont l'inconvénient d'entretenir sur cette partie une abondante transpiration dont la suppression brusque n'est jamais sans danger. Les hommes, en France, sont pourtant exposés journellement à cet accident nuisible, puisque la politesse, si souvent contraire au sens commun, les force à se découvrir dans des endroits froids, humides, exposés à tous les vents; le mieux serait, sans contredit, de s'accoutumer à marcher nu-tête. Puisqu'à cet égard, ainsi qu'à tant d'autres, la mode est toujours dominatrice de la raison, un mot sur les moyens de rendre la coiffure le moins nuisible possible.

Le *chapeau* ne doit exercer aucune constriction sur la tête, la compression des filets nerveux pouvant déterminer un engourdissement douloureux du cuir chevelu; d'ailleurs, trop serré, il empêche l'air de se renouveler sur la tête et peut finir par agir comme une ventouse. Quant à ce qui touche le choix de la matière et de la couleur du chapeau, si on se rappelle ce que j'ai dit ailleurs, on adoptera le feutre noir pour l'hiver et les chapeaux de paille de couleur claire pour l'été.

Indépendamment des coiffures ordinaires, l'état de calvitie ou d'impressionnabilité excessive par le froid forcent encore de recourir aux *perruques*. Celle d'un volume énorme dont s'affublaient nos pères offrait évidemment de graves inconvénients. D'autant plus serrée autour du crâne que son poids nécessitait qu'elle fût maintenue solidement, elle occasionnait des céphalalgies, des éblouissements, des tintements d'oreilles, des battements incommodes des artères temporales, des vertiges, de la somnolence. Les individus que des circonstances impérieuses obligent, contre leur habitude, à se tenir la tête découverte, ceux que quelque maladie aura contraints à se faire raser la tête ne sauraient mieux faire que de recourir à cette ressource. Mais il faut alors que les perruques soient souples, perméables à la chaleur et à la transpiration, fixées par des liens élastiques qui n'exercent qu'une constriction modérée. Les faux toupets sont préférables lorsqu'une portion seulement du cuir chevelu se trouve à découvert. J'ai connu plusieurs personnes qui, ayant le front chauve, ont été délivrées par ce moyen de rhumes de cerveau qui les tourmentaient depuis longues années.

Je passe maintenant à l'application des principes énoncés précédemment, par rapport à la forme des vêtements. Je ne puis mieux faire que de rapporter le passage suivant de l'*Emile* : « Au moment que « l'enfant respire en sortant de ses enveloppes, « ne souffrez pas qu'on lui en donne d'autres qui « le tiennent encore plus à l'étroit. Point de tê- « tières, point de bandes, point de maillot; des « langes flottants et larges qui laissent tous ses « membres en liberté, et ne soient ni assez pesants « pour gêner ses mouvements, ni assez chauds « pour empêcher qu'il ne sente les impressions de « l'air. Placez-le dans un grand berceau, bien « rembourré, où il puisse se mouvoir à l'aise et « sans danger. Quand il commence à se fortifier, « laissez-le ramper par la chambre; laissez-lui « développer, étendre ses petits membres, vous « le verrez se renforcer de jour en jour; compa- « rez-le à un enfant bien emmaillotté du même « âge et vous serez étonné de la différence de « leurs progrès ».

Ce maillot, contre lequel Rousseau s'élève en beaucoup d'autres passages avec une sublimité d'éloquence qui, heureusement, n'est point demeurée sans effet, consiste à entourer de langes serrés tout le corps de l'enfant, depuis le haut des épaules, jusqu'à la plante des pieds, après l'avoir forcé de quitter sa position naturelle, demi-fléchie, en lui mettant impitoyablement les bras et les jambes dans un état d'extension forcée. Ces langes, fortement croisés sur la poitrine et le le ventre, assurés avec une douzaine d'épingles, ne suffisaient pas encore ; on le serrait à l'aide d'une bande de manière à ce qu'il formât un paquet dur et inflexible. Une chose peut étonner après la connaissance d'une telle invention, c'est le temps qu'il a fallu pour que la raison en triomphât.

Lorsque l'enfant n'a point encore de cheveux et qu'il peut être, par conséquent, nécessaire de lui donner une coiffure qui en tienne lieu, qu'elle ne soit ni chaude, ni pesante ; dans le premier cas, elle augmente l'action perspiratoire du cuir chevelu jusqu'à un degré morbide, d'où résultent le plus souvent ces prétendues gourmes que l'on n'observe jamais sur les sujets dont la tête reste découverte. Quelques personnes, il est vrai, croient voir dans la sécrétion abondante qui les constitue, une dépuration nécessaire et préservatrice de maladies. Il est de mon devoir de les désabuser sur cette erreur populaire; loin d'être avantageuse l'apparition de la gourme introduit dans l'économie une chance très défavorable à la santé, parce qu'elle peut se supprimer et que la disparition d'une évacuation même vicieuse, pour peu que l'on y soit accoutumé, devient une circonstance féconde en maladies. La meilleure coiffure pour le jeune âge est, à mon avis, un simple bonnet de toile recouvert d'un autre de mousseline ou de flanelle, suivant la saison, et entouré d'un large ruban propre à le tenir en place ; mais que, sous aucun prétexte, la coiffure des enfants ne soit jamais fixée par une mentonnière. Si le sujet opère peu de mouvements, celle-ci devient inutile. Si, au contraire, il en fait assez pour déranger son bonnet et qu'on veuille le maintenir par un cordon passant sous le menton, cette entrave ne manquera pas d'exercer une dangereuse compression sur les vaisseaux du cou. Tout bien considéré, ne vaut-il pas mille fois mieux que l'enfant soit exposé à demeurer quelques instants la tête découverte que menacé de congestion cérébrale ou de convulsions.

L'usage des très courtes chemises de toile, des brassières et des langes est indispensable à la propreté, durant les premiers temps de la vie de l'enfant. Les manches doivent être larges pour que ses doigts ne puissent ni y être arrêtés, ni luxés. Dans les vêtements du jeune âge, les épingles doivent être entièrement proscrites et remplacées par des cordons. Tant que l'enfant ne marche pas, les chaussures lui sont inutiles; imprégnées, en effet, d'urine et d'excréments, elles ne feraient que prolonger sur la peau le contact nuisible de matières irritantes; vient-il à faire quelques pas, les chaussettes de coton, des souliers larges et plats, faits d'un tissu de drap placé sur une mince semelle de cuir. A cet âge, dès chaussures trop résistantes déformeraient les pieds ; ne se conserveront-elles pas assez long-temps à une époque où l'accroissement rapide exige qu'on les renouvelle fréquemment?

Le tempérament, l'état des forces, les professions et mille autres circonstances où l'homme se trouve incessamment placé dans le cours de la vie, font varier la nature et la forme des vêtements. Pour les rendre plus convenables et mieux appropriés à sa susceptibilité, le convalescent doit être vêtu plus chaudement que l'homme en bonne santé. Les vêtements de toile cirée sont un préservatif pour les personnes qui se trouvent chaque jour exposées à l'influence d'une atmosphère infectée ; les miasmes s'attachent difficilement au tissu lisse et compact de cette étoffe qui, d'ailleurs, ne se laisse jamais pénétrer par l'humidité. Une foule d'arts périlleux, qu'il serait trop long d'énumérer, exigent aussi des vêtements de nature à affaiblir les émanations délétères inséparables de leur exercice.

Pendant le sommeil, où le corps, pour réparer les forces, se trouve dans un état de repos opposé à celui d'activité favorable au développement de la chaleur animale, il lui faut des vêtements plus chauds que dans la veille qui, par l'excitation qu'elle détermine, établit une balance entre la température externe et celle de l'intérieur. Il devient encore nécessaire d'être plus à son aise et plus largement vêtu dans le lit où l'on repose, que dans les habits de jour, soit pour faciliter la réparation des forces, soit pour éviter les accidents sans nombre qui peuvent résulter de la compression exercée par un vêtement étroit durant le sommeil où l'homme n'est plus à portée de veiller à sa conservation. Il faut donc relâcher toute espèce de ligature, quand les circonstances ne permettent pas de s'affranchir entièrement des habillements du jour. D'un autre côté, le refroidissement des nuits, même dans les saisons et les pays les plus chauds, prescrit de ne pas rester découvert pendant le sommeil; ce précepte devient encore d'une nécessité plus absolue dans les habitations voisines des lieux marécageux d'où il s'élève sans cesse des émanations funestes dont le contact avec la peau et les membranes muqueuses, disposées à absorber pendant l'état de repos, produisent dans certaines contrées des fièvres intermittentes pernicieuses de la plus haute gravité.

Lits.

Le lit, dont l'ensemble constitue un meuble sur lequel on a l'habitude de s'étendre pour se livrer au sommeil, offre plusieurs pièces qui font, à certains égards, les fonctions des vêtements. Tels sont les draps et les couvertures destinés à envelopper notre corps et à le garantir du froid. La balle d'avoine, le crin, la laine et la plume sont les matériaux ordinaires des plans inclinés sur lesquels le corps se repose; ils doivent se prêter à la forme des parties extérieures et s'y mouler facilement. La paille, lorsqu'elle est trop dure, peut causer une pression douloureuse qui s'oppose au sommeil et même au délassement. Le crin et la laine sont en général assez sains. Ces substances donnent au lit une consistance plus ou moins grande qui permet le repos. La plume qui n'est pas privée de sa graisse, absorbe et conserve avec tenacité les odeurs; l'édredon accumule la chaleur, amollit le corps en l'affaiblissant à la longue. Les lits doivent être placés dans des lieux secs, spacieux et dans lesquels l'air circule librement.

Cosmétiques.

Comme rien ne flatte davantage la vanité que l'art de conserver ou d'augmenter les agréments extérieurs, le charlatanisme n'a pas manqué de s'en emparer, en s'appliquant surtout à multiplier le nombre des cosmétiques. Un volume contiendrait à peine toutes les recettes de préparations de ce genre, que le vulgaire accueille encore avec une crédulité toujours également aveugle. Combien de fards, d'eaux composées, de pommades, de pâtes, de baumes, etc., dont le moindre inconvénient serait leur inefficacité! C'est au médecin philosophe à dire aux gens du monde toute la vérité sur ce point. Loin de perpétuer la beauté comme le feraient croire leurs fastueuses annonces, ces moyens ne lui donnent qu'un éclat du moment et ne satisfont qu'un bien court instant la vanité féminine, pour prix le plus souvent de longues souffrances et de la hideuse décrépitude qu'elles amènent.

Le plus simple, le plus parfait de tous les cosmétiques est, sans contredit, l'eau pure d'une fontaine limpide; des lotions fréquemment répétées demeurent bien préférables à toutes les recettes de toilette, pour enlever sur l'épiderme les excrétions habituelles de la peau et nétoyer sa surface. Dans le cas où des circonstances particulières, telles que le mauvais air, le défaut d'exercice, les veilles, la petite vérole, l'usage du fard, l'abus des plaisirs, les affections morales, etc., ont altéré plus profondément le teint, en rendant la peau sèche et rugueuse, il devient nécessaire de recourir à quelques moyens plus efficaces. La préparation suivante réussit généralement assez bien.

Triturez six gouttes de baume de la Mecque,

quatre grammes de sucre et ajoutez un jaune d'œuf; mêlez exactement en versant peu à peu cent soixante grammes d'eau distillée de roses ; passez le tout à travers un morceau d'étoffe de laine blanchie. On se frotte, le soir, le visage avec cette émulsion balsamique, qu'on laisse sécher sans l'essuyer ; se laver le matin avec de l'eau pure.

Les cosmétiques employés pour l'entretien de la bouche sont l'esprit de cochléaria, divers élixirs dans lesquels entrent le gérofle, le romarin, la muscade, etc. Leur usage est fort innocent; mais il faut se défier des poudres persanes et autres, des liqueurs, de tous ces prétendus *trésors de la bouche*; il faut surtout rejeter ceux qui blanchissent rapidement les dents : ils tiennent leur propriété de l'acide sulfurique ou autre substance dont l'action peut détruire jusqu'à l'émail. Le meilleur de tous les dentifrices est, à mon avis, le suivant :

Mêlez exactement ensemble trente grammes de sucre, quinze de quinquina gris, six de crême de tartre, trente de charbon bien pulvérisé et un de cannelle.—Ce moyen raffermit les gencives et absorbe l'odeur fétide qui s'exhale des dents mal soignées.

Le cadre resserré de cet ouvrage ne me permet pas de citer ici toutes les pommades destinées à la coiffure. Les graisses fines d'ours, d'oie, la moelle de bœuf, ainsi que les huiles que l'on décore du nom pompeux de *philocôme*, d'huile de Sévigné, etc., auxquelles on attribue la propriété de donner aux cheveux une végétation plus active, entretiennent une souplesse avantageuse, sans doute; mais toujours bien éloignée de l'effet attendu. Quelques médecins préconisent contre la calvitie une pommade composée avec l'axonge et les feuilles de noyer. Le fait est que, lorsqu'une maladie a déterminé cet accident, si la bulbe a été frappée de mortification, tout moyen devient infructueux ; si, au contraire, la racine conserve encore quelque vigueur, rien n'est plus efficace que l'action du rasoir fréquemment répétée.

Certaines nuances de cheveux déplaisent et on désire en changer pour une plus foncée. Cette pratique mensongère nous vient des personnes qui mettent un grand prix à la couleur noire de la barbe et de la chevelure. On emploie à cet effet plusieurs végétaux renfermant du *tannin*, quelques préparations ferrugineuses associées au noir d'ivoire, au liège brûlé. L'usage fréquemment répété d'un peigne de plomb, immédiatement suivi de lotions sur les cheveux avec du vin blanc chargé d'une infusion d'écorces de noyer, de grenade, de sumac, etc., n'offre aucun inconvénient. Mais il faut rejeter cette préparation métallique plus généralement en vogue, parce que son effet est plus rapide, l'*eau d'Egypte*, qui n'est qu'une solution aqueuse de nitrate d'argent ou pierre infernale.

Enfin, il est un genre de préparation de toilette plus pernicieux encore que tous ceux dont j'ai parlé jusqu'ici. Ce sont les pommades ou pâtes *dépilatoires* auxquelles les femmes ont parfois recours pour se débarrasser de leur barbe importune. Je regarderais comme une imprudence de faire connaître leur recette.

Bains.

Le bain est l'immersion et le séjour plus ou moins prolongé du corps ou d'une partie du corps dans l'eau simple, ou tenant en dissolution des substances médicamenteuses diverses, d'où la division des bains en simples et médicamenteux. Je ne m'occuperai que de ceux de propreté.

L'usage des bains, dont l'origine se perd dans la nuit des siècles, remonte aux temps les plus reculés; on le trouve dans l'histoire de tous les peuples; aussi bien chez l'habitant des climats brûlants de la zône torride que chez celui des pays glacés des régions polaires. Les Grecs avaient divinisé les sources d'eau chaude, qu'ils consacraient à Hercule, le dieu de la force. Les Romains avaient des établissements de bains qui prouvent toute l'importance qu'ils y attachaient pour l'entretien de la santé. De nos jours, cette utilité est sentie des classes même les moins aisées de la société ; mais ce n'est pas assez de savoir qu'il faut prendre des bains, si l'on ne connait aussi quand et comment il faut les prendre ; quelles précautions exige leur usage, etc. Tel est le but que je me propose en écrivant cet article.

Il ne faut jamais se mettre dans l'eau à une époque très rapprochée du dernier repas ; pendant le travail de la digestion. Il convient, avant le bain, de faire un léger exercice ; mais il ne doit pas être porté jusqu'à la sueur et, dans le cas où la transpiration serait établie, il faudrait attendre que le corps fût sec. Il est important de s'essuyer promptement en sortant de l'eau et d'éviter le refroidissement. Un léger exercice, surtout après le bain froid, est très salutaire. Pendant la présence des règles, d'un flux hémorroïdal il est prudent de s'abstenir de bains. Comme la sensibilité au froid ou à la chaleur est infiniment variable suivant les individus, ce qui fait que tel trouvera très chaud un bain que tel autre trouvera très froid, et réciproquement, ce n'est pas seulement à l'aide du thermomètre qu'on devra mesurer le degré de température de l'eau, il sera encore nécessaire de tenir compte de l'impression qu'elle cause sur l'organisme.

Il est important de ne pas se baigner dans une eau courante, après un orage. Des fièvres intermittentes ont quelquefois été le résultat de cette imprudence, causées sans doute par des principes malfaisants et délétères, communiqués aux rivières par des débris de matières organiques en décomposition et entraînés par les eaux. Enfin, on devra éviter de se baigner dans la journée aux heures où les rayons du soleil dardent avec trop de violence : cette pratique pourrait être suivie d'érysipèle, d'affections cérébrales.

Soins de propreté.

La propreté se maintient à l'aide de lotions, bains, frictions et du fréquent renouvellement de linge. Ce dernier moyen peut suppléer jusqu'à un certain point à l'usage des autres. La malpropreté de la tête favorise le développement de la vermine chez les enfants et amène diverses éruptions auxquelles succèdent souvent des ulcères superficiels à la peau du visage et du corps ; elle donne lieu à des démangeaisons, à des dartres et devient cause d'émanations odorantes désagréables. Elle doit être évitée surtout aux surfaces qui sont le siège d'une sécrétion particulière et sur les parties dont la forme tend à conserver les matières qui s'y accumulent. En un mot, on peut regarder les soins de propreté, devenus presque universels, favorisés d'ailleurs par certaines modes, telles que l'usage de se raser la barbe, de se couper les cheveux comme une des causes qui concourent à augmenter la durée de la vie dans notre siècle.

La manière dont les ongles des orteils sont coupés n'est pas indifférente. Lorsqu'on les coupe courts et en demi-cercle comme ceux des doigts, leurs bords latéraux entrent dans les chairs; delà des douleurs et quelquefois des ulcères qui ne peuvent être guéris que par l'arrachement de l'ongle. Pour éviter un pareil résultat, on aura soin de couper carrément.

CHAPITRE 3.

Aliments.—Boissons.

Aliments.

Je désignerai sous ce nom toutes les substances qui, introduites dans notre estomac, sont rendues aptes à appaiser notre faim et qui, après avoir subi le long dû canal intestinal les changements nécessaires, fournissent des matériaux réparateurs à l'économie.

Pour bien traiter ce sujet, il est nécessaire de le diviser en plusieurs parties. Dans la première, je rechercherai quelles sont les substances qui fournissent les aliments; dans la seconde, je considérerai les aliments sous le rapport de leurs propriétés digestives et nutritives, que j'étudierai successivement dans chaque classe et dans chaque espèce de nourriture. Je terminerai par quelques réflexions sur les modifications qu'apportent dans l'économie les diverses espèces d'alimentation.

L'homme ne tire ses aliments que du règne animal et du règne végétal. Les minéraux ne pourraient lui fournir que des assaisonnements ou des poisons. Cependant on a vu, dans certaines contrées, des hommes introduire dans les voies digestives diverses matières argileuses; mais je suis disposé à croire que c'est moins pour y trouver des principes nutritifs que pour satisfaire à un goût particulier, ou pour tromper la faim, que quelques individus ont pu charger ainsi leur estomac de matières terreuses. Quant aux exemples d'alimentation de ce genre rapportés par des voyageurs, qui ont assuré que des habitants de la Nouvelle-Hollande étaient réduits, pendant une grande partie de l'année, à cette sorte de nourriture, il est permis de les révoquer en doute.

Je me trouve ici tout naturellement conduit à l'examen de cette question, qui a fait le sujet de tant de discussions philosophiques : l'homme est-il *herbivore* ou *carnivore ?* C'est l'observation et l'étude de l'anatomie comparée qui en donnent la solution. D'un côté, on voit certains peuples ne se nourrir que de végétaux. Ainsi les premiers hommes se sont, selon toute probabilité, nourris de fruits et de plantes tendres. Dans certaines contrées sauvages, le règne végétal seulement fournit les aliments : les Brames se nourrissent de cette manière. Mais, de l'autre côté, ne voyons-nous pas les habitants de la Nouvelle-Hollande ne se nourrir que de poissons, les tribus chasseresses ne manger que du gibier? Maintenant, si on y fait bien attention, on remarquera que c'est l'influence du climat qui porte l'homme à rechercher exclusivement la nourriture végétale ou animale et que des circonstances particulières, l'état de civilisation, l'habitude, la nécessité amenée par la disette, enfin certaines idées religieuses ont déterminé quelquefois l'usage exclusif des aliments végétaux ou animaux.

Mais à ces faits assez rares d'une nourriture prise, à l'exclusion de l'autre, dans l'un des deux règnes organisés de la nature, j'opposerai l'observation journalière qui nous montre la plupart des peuples mettant pour se nourrir, aujourd'hui comme dans les temps les plus reculés, à contribution les animaux et les plantes. Que conclure de-là ? C'est que l'homme use d'une alimentation mixte. C'est qu'il tient le milieu, sous ce rapport, entre les animaux *herbivores* et les *carnivores*. Comme le carnivore, il a des dents incisives et canines propres à déchirer les aliments, et comme l'herbivore des dents appelées molaires destinées à les broyer. Son canal intestinal n'est ni aussi long que celui de l'herbivore, ni aussi court que celui du carnivore. Sa longueur, qui est cinq fois celle du corps, conserve un juste milieu entre la brièveté du premier et l'étendue du second. L'organisation de l'homme est donc intermédiaire, sous le rapport digestif, à celle des animaux herbivores et carnivores. L'homme, en effet, est *omnivore*.

Tous les aliments ne sont point également nourrissants ; tous ne sont pas également digestibles. Leurs qualités distinctives tiennent au principe organique qui prédomine dans leur composition. Ainsi, selon que c'est l'amidon, la fibrine, l'albumine, etc., qui se rencontrent dans la substance alimentaire en plus grande quantité, on a donné aux aliments le nom de féculeux, de fibrineux, d'albumineux, etc. J'admettrai ainsi huit classes d'aliments : 1° les aliments fibrineux ; 2° les aliments gélatineux, 3° les aliments albumineux, 4° les aliments caséeux, 5° les aliments féculeux, 6° les aliments sucrés, 7° les aliments gommeux ou mucilagineux, 8° les aliments gras ou huileux.

1re Classe.—*Aliments fibrineux.*

On a classé les aliments qui, appartenant exclusivement au règne animal, ont la fibrine pour base; c'est-à-dire une substance solide, rouge dans l'état ordinaire, mais blanche quand elle est épurée par le lavage, qui forme la portion solide des chairs musculaires. Cette classe renferme, outre les animaux qui fournissent la viande de boucherie, toutes les espèces d'oiseaux, de poissons, etc., que l'homme met à contribution pour sa nourriture. Mais comme la fibrine, qui forme la partie principale de cette sorte d'aliments, s'y trouve combinée à divers autres principes, tels que l'osmazome, la gélatine, la graisse qui modifie la digestibilité et les propriétés nutritives de ces divers aliments, je serai forcé d'admettre plusieurs sections fondées sur la prédominance de ces divers principes.

Dans la première section, l'osmazome et divers arômes prédominent. On trouve les viandes noires, colorées, comme la chair du daim, du chevreuil, du sanglier, du lièvre, du faisan, du canard sauvage, du pigeon, de l'oie, de la poule d'eau, de la bécasse, de la caille, de la perdrix, de la mauviette, etc.; puis la chair du bœuf, du mouton et de quelques oiseaux.

Dans la seconde section, on place les aliments fibrineux, qui contiennent une plus grande quantité de gélatine (matière propre à se prendre en gelée) unie à la fibrine avec moins d'osmazome (principe colorant). On les appelle *viandes blanches* par opposition avec les précédentes qu'on appelle *viandes noires*. Elles appartiennent aux jeunes animaux domestiques: l'agneau, le chevreau, le veau, le lapin; aux volailles nourries dans nos basses-cours: le poulet, le dindon, la pintade, le paon; à celles enfin de plusieurs poissons: le maquereau, la morue, la raie, le brochet, l'esturgeon, la tanche, le thon; à certains crustacés, tels que l'écrevisse, le homard, les crevettes, etc.

Dans la troisième section, on rangera plus particulièrement les chairs de certains animaux domestiques chargés de graisse, tels que le cochon, le chapon, les poulardes, la poule d'inde; quelques poissons: l'anguille, les carpes grasses, l'alose, la tortue, etc.

Les aliments qui appartiennent à la première classe se distinguent tous par un degré de densité qui diffère non-seulement dans les diverses espèces d'animaux, mais encore dans les diverses parties de ces mêmes animaux ; ainsi les muscles de la fesse (aloyau), les masses des régions lombaires (filet), les chairs qui forment l'aîle et l'aiguillette dans la volaille sont beaucoup plus tendres que les autres parties.

En général, les viandes blanches étant moins résistantes que les viandes colorées, surtout que celles du chevreuil, du sanglier, etc., ont besoin, pour être amollies par la cuisson, d'avoir préalablement subi un commencement de décomposition (faisander).

Les viandes reçoivent de l'art culinaire des modifications qu'il importe de connaître pour bien apprécier l'action de ce genre d'alimentation sur l'économie.

La coction est la première préparation qu'on fait subir aux viandes ; toutes y sont soumises sans distinction. Cette préparation a la vertu de ramollir les tissus, de développer certaines propriétés, selon que les viandes sont grillées ou rôties, bouillies ou cuites à l'étuvée, frites ou préparées avec un roux. Je vais passer en revue ces divers états des viandes.

Le rôtissage a la propriété de conserver à la viande ses principes, au moyen de la croûte rissolée qui se forme à la surface par l'action modérée et continue du feu, et lui donne un goût assez analogue au caramel. Ce principe aromatique les rend savoureuses et excitantes.

Le grillage jouit à peu près des mêmes vertus que le rôtissage. Il ne peut convenir qu'aux viandes qui présentent peu d'épaisseur et que la chaleur doit frapper presqu'en même temps ; il est le résultat de l'action d'un feu vif et peu prolongé.

La cuisson des chairs dans l'eau est le meilleur moyen de les amollir, lorsqu'elles sont dures et coriaces. L'eau se charge des principes solubles de la viande et constitue cet espèce d'aliment connu sous le nom de bouillon. Le bouillon est d'autant plus chargé de gélatine et d'osmazome que l'ébullition a été plus prolongée. Les viandes qui ont été ainsi bouillies sont donc moins substantielles.

L'étuve a l'avantage de pénétrer fortement la chair de vapeurs chaudes, de l'attendrir, de la cuire parfaitement sans la dessécher et en lui conservant tous ses sucs.

La friture jouit, il est vrai, de la propriété de ramollir les chairs sans leur ôter leurs sucs ; mais elle a le grand inconvénient de communiquer aux aliments qui ont été soumis à cette espèce de préparation, des propriétés âcres qui tiennent au principe empyreumatique que la cuisson développe dans les graisses et les huiles, et qui est extrêmement nuisible aux estomacs délicats et irritables. Les roux offrent des inconvénients assez analogues. Les viandes qui ont été salées ou fumées sont irritantes et très nuisibles à l'estomac quand on en fait un usage exclusif; elles ne peuvent convenir qu'aux estomacs robustes. Quant à celles qui ont été marinées dans le vinaigre, elles n'offrent pas le même inconvénient; loin de-là, cette préparation, qui attendrit, divise leurs fibres, les rend plus digestibles.

La chair du bœuf constitue une viande très nourrissante et de très facile digestion; le bouillon qu'on fait avec sa chair jouit de propriétés toniques. Il convient beaucoup aux personnes qui ont été affaiblies par de longues maladies.

Le mouton, dont la chair est plus sapide, moins serrée que celle du bœuf, est encore de plus facile digestion que lui. C'est à l'âge de cinq ans qu'il est le meilleur pour être mangé.

La viande du cochon est plus serrée que celle des animaux précédents; sa graisse forme, en s'accumulant sous sa peau, ce qu'on appelle le lard. Il est très nourrissant, mais d'une digestion pénible et laborieuse. On fait avec le sang de cet animal un aliment connu sous le nom de boudin qui est très tonique, mais qui se digère avec beaucoup de peine et fatigue l'estomac.

Le chevreuil, le sanglier, le lièvre, etc., sont en général des mêts recherchés; ils sont tous plus excitants que les mêts que je viens de passer en revue. Le canard et l'oie sauvages, la plupart des autres oiseaux de cette section participent des propriétés des viandes de boucherie; il en est peu qui soient indigestes. Les viandes blanches sont moins nourrissantes que celles que je viens de citer; elles sont, en général, légères et tiennent le ventre libre; aussi les regarde-t-on comme rafraîchissantes et convenant particulièrement aux estomacs des convalescents. Le veau est celui qui jouit à un plus haut degré de ces propriétés; cependant il y a beaucoup de personnes qui ne peuvent le digérer : on doit donc s'en méfier et surveiller ses effets. Le bouillon fait avec cette viande jouit de quelques propriétés relâchantes; celui fait avec le mou rend de grands services.

La chair du chevreau, du lapin, des volailles de basse-cour et même des perdreaux est, de toutes les viandes dont l'homme se nourrit, celle qui est de plus facile digestion, la moins excitante. On fait avec le poulet un bouillon adoucissant qui est très convenable dans les premiers jours de convalescence.

La sole, la limande, la perche, l'éperlan, le turbot, la truite se digèrent très facilement. Au contraire, le brochet, la carpe, la raie, le thon, la tanche sont des poissons d'une digestion plus difficile, surtout le maquereau, le goujon, la morue, le saumon demandent un estomac vigoureux. Quant aux sardines et aux anchois on ne les emploie que comme assaisonnements ; on doit même en user avec sobriété.

Les crustacés tels que l'écrevisse, le homard, les crevettes sont d'assez pénible digestion ; il est des personnes qui ne peuvent en manger sans éprouver de fortes coliques. Cet aliment donne quelquefois lieu à des rougeurs sur la peau et en particulier à une éruption qu'on désigne sous le nom d'urticaire.

Le porc, les chapons, les poulardes, les poules d'inde, l'alose, l'anguille, la lamproie, la tortue offrent des conditions peu salubres. Tous ces aliments, en général, sont peu excitants. L'énorme quantité de graisse qui les enveloppe les rend lourds, de digestion difficile, puisqu'elle s'oppose à ce que les sucs gastriques les dissolvent. Cependant, convenablement préparées et prises en quantité modérée, plusieurs de ces substances constituent de fort bons aliments.

L'alimentation animale conviendra donc surtout aux personnes faibles, aux constitutions molles, aux individus soumis à un mauvais régime habituel ; elle conviendra plus aux professions qui exigent un exercice violent, qu'à celles qui sont sédentaires. Elle devra être prescrite dans certaines maladies, telles que les écrouelles où il y a tendance à la mollesse et à la décoloration des tissus. Ces aliments, au contraire, ne conviendront pas aux personnes sanguines, disposées à l'apoplexie, à la goutte, à la gravelle.

2e Classe. — *Aliments gélatineux.*

Je range dans cette classe d'aliments tous ceux qui, appartenant spécialement au règne animal, présentent pour base la gélatine, matière molle, sans odeur ni saveur, gluante, qui se rencontre dans toutes les parties solides des animaux. Cette matière existe dans la colle forte et dans toutes les gelées animales. Parmi les animaux qui se mangent à cet état, on ne trouve guère que le cochon de lait, le veau, l'agneau, la grenouille, quelques oiseaux.

Les personnes douées d'une constitution sèche, bilieuse; celles qui sont disposées aux hémorrhagies, aux inflammations aiguës doivent préférer cette alimentation à la précédente. Dans la convalescence d'un grand nombre de maladies on a, avec avantage, recours aux aliments gélatineux.

Je ne terminerai point ce qui a trait aux gelées animales sans dire un mot des discussions récentes auxquelles on s'est livré à l'occasion de la gélatine extraite des os. Recommandée par les uns comme propre à remplacer avantageusement une quantité de viande assez considérable dans la confection des soupes économiques, et rejetée par les autres comme une matière lourde, fade et insipide, qui augmente le volume du bouillon sans en augmenter les qualités nutritives. Ce qu'il y a de vrai, c'est que la gélatine, ainsi extraite artificiellement, ne se trouve plus dans les conditions où la nature l'a placée dans les substances réellement alimentaires ; quelle communique au bouillon une saveur moins agréable que la viande et que très certainement elle ne saurait à elle seule constituer un aliment salubre.

3ᵉ Classe.—*Aliments albumineux.*

Je donne ce nom aux aliments qui ont pour base l'albumine, matière transparente, sans odeur, qui constitue presque à elle seule le blanc d'œuf. A cette classe appartiennent les œufs de poule et autres gallinacés, ceux de poisson, de la tortue, le cerveau, le foie des diverses classes d'animaux, la laite des poissons, plusieurs mollusques, les *huîtres*, les *moules*, etc. Tous ces aliments sont, en général, de facile digestion. Ils augmentent les forces sans demander une énergie très grande de l'estomac. Ils conviennent très bien aux vieillards, aux tempéraments irritables, aux femmes, aux gens de lettres. Préparée à point, il est peu de cas où cette alimentation soit nuisible.

4e Classe. — *Aliments caséeux.*

Cette classe ne renferme que les différentes espèces de lait et leurs nombreuses préparations, la crême, le fromage, le caillé, le petit lait, etc. Elle tire son nom du caillé, substance blanche, qui se sépare du petit lait par la décomposition de ce liquide et fait la base des fromages.

Le lait est formé de plusieurs parties qui se séparent quand il est abandonné long-temps au contact de l'air. Le lait de vache, de brebis et de chèvre contient une plus grande quantité de caséum et de crême que celui de l'ânesse, de la femme et de la jument, lesquels sont plus légers et renferment plus de sucre de lait.

Quant à la nature des aliments, on sait que les femmes nourrices qui vivent en grande partie de végétaux, donnent une plus grande quantité de lait et un lait de meilleure qualité que celles qui prennent beaucoup de nourritures animales. L'observation a aussi appris que les animaux qui vivent dans les plaines humides ont un lait léger, tandis que ceux qui paissent sur les montagnes, où la végétation est plus active, ont un lait épais, abondant en crême. Les qualités du lait reçoivent une grande influence des impressions morales et physiques, même chez les animaux.

Le lait est la première nourriture de l'homme; mais il ne tarde pas à devenir insuffisant. On ne saurait le regarder comme une substance très nutritive : le régime lacté communique au caractère de la douceur, ôte à l'intelligence son activité et éteint le feu des passions; il détermine de l'embonpoint, une constitution molle et lymphatique. Son usage convient aux sujets nerveux et très irritables chez qui l'abus des stimulants aura déterminé une prédisposition aux maladies inflammatoires. On se gardera d'en user chez les individus mous, sans vigueur, scrophuleux, qui ont besoin d'une nourriture abondante en substances réparatrices.

L'abondance du petit lait dans le lait de femme, la quantité plus grande de sucre qu'on y trouve en font un aliment très approprié à la délicatesse de l'enfant qui vient de naître. A défaut de ce lait, on pourrait se servir avec assez d'avantage de celui de l'ânesse, dont la composition se rapproche le plus du premier, où même du lait de chèvre qui est plus léger que celui de la vache. A mesure qu'on s'éloigne du terme de la naissance, le lait de la mère devient plus riche, plus nourrissant; aussi, dans les derniers temps, peut-on substituer sans inconvénient du lait de vache à celui de la mère. Je ne dirai rien du beurre et des différents fromages fournis par le lait.

5° Classe.—*Aliments féculeux.*

On nomme ainsi tous les aliments ayant pour base une poudre blanche insipide, inodore, connue sous le nom d'amidon, de fécule ou farine. Le riz et l'orge, parfaitement mondés, sont les graines dans lesquelles la fécule paraît être la plus pure et la plus exempte de matières étrangères ; il en est de même du *sagou*, extrait de la moelle des divers palmiers. Ces farines forment un aliment très doux et qui nourrit très promptement. Dépourvues de gluten, elles sont incapables de lever et de faire du pain. On forme avec la farine du maïs des gâteaux très estimés en Franche-Comté, en Espagne et autres lieux. Les crêmes de riz, les potages avec les farines de *tapioca*, de *sagou*, etc., sont recommandées dans les convalescences de longues maladies.

Les pois, les fêves, les haricots, les châtaignes ne sont très nourrissants qu'à cause de la grande quantité de fécule qu'ils contiennent; elle y est unie à une matière sucrée qui est parfaitement identique au sucre de canne. La châtaigne constitue un des principaux aliments du peuple dans les départements de la Dordogne et de la Corrèze.

L'avoine et le sarrasin contiennent une certaine quantité de matière sucrée. On ne se sert guère de l'avoine que lorsqu'elle a été mondée ; elle est connue alors sous le nom de gruau, dont on fait une décoction très convenable pour les valétudinaires et les enfants ; sa farine forme une bouillie (noces) qui, bien cuite, est de facile digestion. Avec le sarrasin on fait, dans certaines contrées de la Normandie, une galette assez agréable. Cette substance sert aussi à faire du pain qui est détestable. Ce qu'on nomme communément dans les villes pain de gruau est fait avec de la fleur de froment.

Les fécules unies à une matière sucrée jouissent de propriétés adoucissantes ; elles nourrissent beaucoup ; mais, par leur fermentation, donnent lieu à des aigreurs et à des flatuosités.

La fécule vient encore communiquer des propriétés nutritives à une foule de semences comme les amandes, les noisettes, les noix, les avelines, le cacao, les pêches, les abricots, les prunes, etc. Aucune de ces substances farineuses n'est susceptible de faire du pain ; nulle, excepté le cacao, ne sert d'aliment habituel. Cette amande est très nourrissante et même un peu stomachique ; elle pèserait peu sur l'estomac sans l'huile concrète qu'elle contient. Dépouillée de cette huile par la torréfaction qu'on lui fait subir avant de préparer le chocolat, elle est plus facile à digérer, surtout quand on y ajoute du sucre et un aromate agréable tel que la vanille.

Certaines fécules contiennent un mucilage visqueux qui les rend capables de former une pâte plus ou moins liée. La fève de marais, le seigle et la pomme de terre sont des substances farineuses qui se trouvent dans ce cas. La fécule de la fève de marais est très nourrissante; combinée à la farine de froment, elle fait du pain préférable à celui de riz et d'orge.

Le seigle sert à faire le pain dans bien des campagnes ; il est moins nourrissant que le froment ; il se conserve assez long-temps frais. Mêlée à la farine d'orge et à du miel, la farine de seigle sert à la fabrication du pain d'épices.

La pomme de terre est un des aliments dont on fait le plus d'usage en Europe. Réduite en état de fécule, elle forme un pain excellent quand elle est unie à la farine de froment ; on la sert en nature sur nos tables, soit en forme de bouillie, de ragoût, de friture, etc. Elle constitue un aliment doué de propriétés nutritives. Il est peu de personnes qui ne puissent la supporter ; elle sera très convenable pour celles qui ont besoin de réparer promptement leurs forces.

Le froment est le seul aliment dans lequel la fécule soit unie au gluten ; cette substance fermentescible lui donne la propriété de lever facilement; aussi le pain qu'on fait avec cette farine est-il plus léger, plus exempt de goût étranger et le plus facile à digérer. C'est l'aliment dont on se dégoûte le moins et qui convient le mieux à tous les âges et à toutes les constitutions. Pris trop tôt au sortir du four et avant d'être entièrement refroidi, il devient extrêmement indigeste. On fait avec la farine de froment une assez grande quantité de préparations alimentaires qui, pour la plupart, constituent une nourriture convenable. La bouillie, le vermicel, la semouille, le macaroni, etc. On se sert de cette pâte pour faire le potage avec l'eau, le lait ou le bouillon. C'est avec la farine de froment qu'on fait toute espèce de pâtisserie. Ces aliments, souvent indigestes, reçoivent quelque propriété malfaisante de la rancidité assez rapide du beurre qui entre dans leur composition.

On fait enfin, avec le pain, des panades qui conviennent aux enfants et à beaucoup de personnes dont les organes digestifs sont peu robustes; je conseille souvent à ces derniers une bouillie faite avec de la croûte de pain râpée et cuite jusqu'à ébullition dans du bouillon gras.

La fécule, comme on le voit, est une des substances alimentaires les plus répandues dans la nature. Elle pourrait, à elle seule, suffire à tous nos besoins, comme le prouve l'exemple de beaucoup de peuples sauvages, qui en font leur principale et presque unique nourriture.

6e Classe.—*Aliments sucrés.*

Je ne comprends sous cette dénomination que le sucre proprement dit, de quelque substance qu'il soit extrait, et le miel ; renvoyant les fruits à l'article aliments mucilagineux. Le sucre est un produit immédiat que l'on rencontre dans un assez grand nombre de végétaux de l'innombrable famille des graminées, dans la sève de plusieurs arbres, dans la châtaigne, dans un grand nombre de racines, telles que la betterave, le navet, la carotte, etc. ; mais qui n'existe dans aucune à une aussi grande abondance que dans la canne à sucre.

La canne à sucre n'est point originaire d'Amérique, bien qu'on lise cette assertion dans plusieurs auteurs ; mais de l'Inde, où la connaissance du sucre remonte à des temps très reculés. On ne connaît pas non plus l'époque précise de l'introduction du sucre en Europe. Pline en a parlé dans ses ouvrages ; ce n'est que long-temps après que l'usage s'en répandit, d'abord en médecine, et plus tard dans les usages domestiques. La culture des cannes à sucre fut successivement introduite à Madère, aux Canaries, etc. Après la découverte du Nouveau Monde, cette culture s'établit à Saint-Domingue où elle se répandit avec une prodigieuse rapidité et fût pour les Espagnols, alors possesseurs de cette colonie, une mine inépuisable de richesse.

De nos jours, on a reconnu une si grande abondance de sucre dans la betterave, que la culture de cette plante en Europe fait au sucre de canne une concurrence que l'étranger ne peut soutenir à cause des frais de transport. Cette conquête du sucre de betterave, cette industrie nouvelle qui ouvre à l'agriculture une voie de prospérité et de richesse, qui doit changer les relations des métropoles avec leurs colonies, et assurer, à un prix minime, une denrée devenue tout-à-fait indispensable; cette révolution, enfin, qui a transporté la richesse d'un monde dans l'autre, est une des gloires du génie européen, à laquelle la France a pris une grande part.

Les usages du sucre sont innombrables et connus de tout le monde; il a été vanté comme aliment : des essais exacts et décisifs ont démontré que le sucre seul ne pouvait fournir une alimentation suffisante. Il reste un correctif utile, un agent de conservation précieux dont l'usage est entré dans les besoins des sociétés modernes.

Miel.

Le miel, connu de toute antiquité, est le produit de ces industrieux insectes appelés abeilles. On rencontre du miel dans tous les pays du monde; mais il n'est pas d'une égale qualité. Le miel le plus estimé comme aliment est celui de Narbonne ; il est blanc grenat, solide et d'un goût aromatique très agréable. Presque toutes les provinces de France fournissent des miels plus ou moins bons. Ceux de Bretagne sont les moins estimés; ils sont généralement plus colorés, plus liquides, portent une saveur désagréable due particulièrement au sarrasin que l'on cultive en abondance dans ce pays. Le miel est employé comme aliment et convient très bien aux enfants. On en fait un grand usage pour édulcorer les tisanes. Il est adoucissant, rafraîchissant et laxatif ; il convient très bien dans les maladies fébriles qui développent de la soif et de la chaleur. Le miel fait la base d'une classe de médicaments parmi lesquels on distingue le miel rosat, le miel mercurial, etc.

7e Classe.—*Aliments mucilagineux et gommeux.*

Je désigne sous ce nom toutes les substances alimentaires ayant pour base la gomme unie à l'eau, avec laquelle elle forme un mucilage et plusieurs autres principes. La gomme est un suc que fournissent plusieurs espèces de *mimosa*, qui croissent sur le bord d'une île et dans l'Arabie; on en rencontre aussi dans deux espèces d'arbres qui bordent le fleuve du Senégal; enfin, dans l'astragalus, plante de la famille des légumineuses, qui croît dans l'île de Crète et ses environs. Cette substance paraît être assez nourrissante puisque les arabes ont pu traverser des déserts en ne suçant, pendant plusieurs jours, que quelques morceaux de gomme. Elle est employée en médecine dans les rhumes, catharres, les diarrhées, etc.

La gomme peut être combinée à divers principes, qui dominent dans telle ou telle substance. J'établirai trois sections : dans la première, je rangerai les aliments où le mucilage est uni à un principe sucré prédominant; dans la seconde, ceux où l'acidité est la propriété la plus distincte; enfin, dans la dernière, ceux dans lesquels le mucilage se trouve uni à divers principes âcres, aromatiques, volatils, etc.

1° Parmi les aliments mucilagineux et sucrés je ne place que certains fruits, comme la datte, la figue, les raisins, les abricots, les pêches, les melons, quelques espèces de prunes, de poires. de pommes, les fraises, les framboises, l'ananas.

2° La seconde section renferme les fruits

mucoso-acides. Ce sont les citrons, les limons, les grenades, les oranges, l'épine-vinette, les groseilles, les cerises, le coing, la poire de livre, les nèfles.

3° Aliments mucilagineux où le mucilage est uni à un principe amer, âcre, etc. Je trouve la bette, les épinards, le pourpied, la laitue, la chicorée, les cardons, le potiron, le concombre, l'asperge, les salsifis, l'artichaut, le cornichon, les topinambours, l'oseille, la betterave, la carotte, le navet, la rave, le radis, le chou, le chou-fleur, le cresson, l'échalote, le poireau, l'oignon, l'ail, la ciboule, le persil, le cerfeuil, le thym, la marjolaine, etc.

La classe des mucilagineux renferme des aliments peu nourrissants. La plupart ne servent que d'assaisonnements; leur usage long-temps continué prédispose aux maladies inflammatoires et surtout à celles de l'estomac.

8e Classe.—*Aliments huileux.*

Je placerai ici toutes les huiles fluides, comme celles de divers poissons, les huiles d'olives, de noix, de fênes, d'amandes, de cocotiers, les huiles grasses, le beurre, le cacao, le beurre ordinaire et les graisses animales.

Toutes ces huiles servent rarement d'aliment ;

mais plus souvent d'assaisonnement. Cette alimentation relâche les tissus, diminue l'énergie de l'estomac, ralentit la circulation et agit à la manière des médicaments laxatifs. La sensibilité, l'intelligence s'affaiblissent, toute la constitution acquière une mollesse, un état d'inertie qui amène les scrofules, les hydropisies et toutes les maladies athoniques.

Un mot sur les truffes et les champignons, que je n'ai pu ranger dans aucune des classes précédentes. L'un et l'autre sont très nourrissants et de difficile digestion. Ils ne se mangent que cuits et se servent rarement seuls; ils jouissent de propriétés échauffantes ; les truffes passent pour aphrodisiaques, mais cette vertu leur est contestée.

Les champignons, plus souvent que toutes les autres plantes réunies, donnent lieu à des empoisonnements. Il existe trois mille espèces de champignons; malheureusement la science est insuffisante ; elle n'a pas de signes *certains* pour distinguer les vénéneux de ceux qui ne le sont pas. Que le lecteur puise ici des leçons de prudence et apprenne à se défier de ces prétendus connaisseurs, dont la demi-science a causé plus d'un malheur.

Je vais terminer ce sujet par quelques réflexions sur la quantité des aliments. On sait quel est le résultat de leur privation complète ; mais une alimentation médiocre peut avoir de grands avantages : elle modère les forces digestives, repose l'estomac, donne plus d'énergie, plus d'aisance à toutes nos fonctions, et plus d'activité aux facultés intellectuelles. L'histoire nous apprend que Newton prenait pour toute nourriture, pendant qu'il composait ses ouvrages, un peu de vin, du pain et de l'eau. Les moralistes et les philosophes de tous les temps ont loué, à juste raison, la tempérance.

Boissons.

On donne le nom de boissons aux liquides qu'on introduit dans l'estomac, pour réparer la perte de nos fluides et pour favoriser la digestion des aliments. Le besoin des liquides s'annonce par la soif, sensation vive, impatiente d'être satisfaite, dont le siège existe à la bouche et à la gorge. On ne satisfait vraiment la soif et les besoins généraux qu'elle exprime qu'en humectant la membrane muqueuse de la bouche, les organes de la déglutition et l'estomac par un liquide aqueux, qui ne tarde pas à être absorbé, à réparer, en passant dans la circulation, les pertes continuelles de nos évacuations. Les boissons sont simplement aqueuses, ou bien elles contiennent des principes acides, mucilagineux, sucrés, aromatiques, alcooliques, etc.

Eau.

L'eau, la plus précieuse de toutes les boissons, est répandue dans la nature avec une immense profusion. Rien ne pourrait vivre sans elle. Moyen principal de la végétation, elle pénètre tous les corps organisés; elle se trouve en plus ou moins grande quantité dans toutes les substances qui servent à leur conservation. C'est un liquide transparent, incolore, inodore, susceptible de dissoudre une quantité innombrable de corps. Lorsqu'on la chauffe, elle s'élève en vapeurs à la température de cent degrés au dessus de zéro. Elle passe à l'état solide, si on la fait refroidir à la température de zéro environ. On la trouve dans la nature à l'état solide, liquide et gazeux. Elle est composée de quatre-vingt-neuf parties d'oxygène et de onze d'hydrogène. Sa décomposition est due au génie de Lavoisier; c'est une des plus brillantes découvertes des temps modernes. Pour être bonne, elle doit contenir de l'air, ce dont on peut s'assurer en élevant sa température; l'air se dégage alors sous forme de bulles. L'eau qui a bouilli est désagréable; elle ne reprend ses qualités qu'après avoir été long-temps agitée. Elle doit être fraîche, vive, limpide, inodore et bien cuire les légumes. L'eau de mer ne pourrait servir de boisson qu'autant qu'elle aurait été débarrassée, par la congélation ou par la distillation, de la grande proportion de sel qu'elle contient. L'eau de source et de puits renferme ordinairement beaucoup trop de sel pour être salubre, bien qu'elle soit limpide et même savonneuse.

L'eau de rivière, surtout celle qui court rapidement sur un lit de sable, est la plus pure et la plus légère; mais elle peut être souvent altérée par son passage dans les grandes villes, où elle reçoit une foule de matières organiques. L'eau est la base d'un grand nombre de boissons non fermentées, dont on fait un fréquent usage; la limonade, l'orangeade, l'eau de groseille et les différents sirops de cette nature ont l'avantage d'étancher fort bien la soif sous un petit volume.

Quelques préparations par infusion contiennent un principe aromatique excitant et une partie extractive colorante. Le thé est fort usité, surtout dans les pays froids et humides, tels que l'Angleterre et la Hollande. Cette infusion, très malfaisante pour beaucoup de personnes, chez qui elle détermine de vives douleurs à l'estomac, ou un tremblement général, produit chez d'autres de bons effets, en cultivant l'exercice des organes digestifs. Les mêmes observations peuvent s'appliquer au café, dont une foule de personnes font abus dans notre pays. Cette préparation stimule fortement l'estomac, exerce une réaction très vive sur le cerveau, éloigne le sommeil et ne convient nullement aux constitutions irritables.

Je passe maintenant aux liquides fermentés, vins et autres boissons alcooliques.

Vins.

Tous les vins ne sont pas composés des mêmes principes; ceux qui s'y trouvent constamment sont l'eau, en très grande proportion, l'alcool, qui leur donne une force plus ou moins grande, du mucilage, une matière végéto-animale; un peu de tannin, de l'acide acétique. D'autres principes manquent à beaucoup de vins, tels que la matière colorante, le sucre, le tartrate acidule de potasse, l'hydrochlorate de soude, le sulfate de potasse; certains vins ajoutent à la combinaison des principes que je viens d'énumérer une espèce d'huile à laquelle ils doivent leur qualité supérieure, leur bouquet. Il en est qui sont doués d'un parfum suave, tandis que d'autres exhalent une odeur désagréable et n'ont qu'une saveur plate et repoussante. Plusieurs vins mis en bouteille avant que la fermentation soit achevée, contiennent de l'acide carbonique qui les fait mousser (*le champagne*).

Tous les liquides de cette nature reçoivent du sol qui les produit et de leur âge les différences les plus remarquables. Les plus faibles ont toute leur vigueur au bout de six mois ou un an, se conservent peu ; mais il en est qui continuent à se perfectionner pendant un grand nombre d'années.

Les vins rouges sont généralement les plus excitants, à cause de leur alcool plus abondant et de la matière colorante. Les plus grandes différences existent entre le vin plat et acide des plaines de Brie et les vins chauds, généreux des contrées méridionales.

Les vins blancs sont légers, étanchent bien la soif si on les mêlent avec une certaine quantité d'eau ; ils sont remarquables par l'action prompte qu'ils exercent sur les voies urinaires.

Ceux qui sont sucrés et aromatiques, tels que les vins *muscat*, de *Hongrie*, de la *Grèce* sont très alcooliques et excitants. Ceux qui sont épais, fortement colorés ont la propriété d'appaiser la faim et sont d'une digestion pénible.

Le mélange de l'alcool au vin peu généreux ne produit qu'une combinaison malfaisante, qui énivre promptement. Les vins de cabarets, qui sont souvent des mélanges de vins aigres avec de l'eau-de-vie et des vins très chargés de matières colorantes, produisent le double effet d'énivrer rapidement et de causer des indigestions.

Les plus généreux, ce qui veut presque toujours dire les plus agréables au goût; mais aussi les plus capables d'user promptement la vie, sont parmi les exotiques, ceux d'*Alicante*, d'*Albe*, de *Canarie*, *Chypre*, *Chio*, de *Malaga*, du mont *Vésuve*, connu sous le nom de *Lacryma-Christi*, de *Rota*, de *Tokay*, de *Xérès*, etc.

Le midi de la France produit des vins qui ont plus ou moins d'analogie avec ces derniers, tels sont ceux de la *Côte Rotie*, de *Frontignan*, l'*Hermitage*, de *Lunelle*, de *Tavelle* et d'une grande partie de la Provence.

Tous ces vins ne peuvent être pris qu'en fort petite quantité et sont bien plus propres à flatter la sensualité qu'à étancher la soif. Je dois ici faire remarquer que les qualités agréables d'un aliment ou d'une boisson sont loin d'être toujours en rapport avec leur digestibilité. Qu'on se pénètre bien de cette vérité dont l'ignorance a donné lieu à tant d'erreurs qui pèsent sur la société toute entière et la décime à force d'indigestions.

Il est d'autres vins qui, contenant moins d'alcool, d'arôme et de matière sucrée, sont loin de stimuler aussi vivement nos organes et cependant sont fort agréables. Je citerai ceux de *Beaune*, de *Nuits*, de *Chambertin*, de *Clos-Vougeot*, de

Pommard, de la *Romanée*. Les vins de Champagne, excepté celui qui tient d'une préparation particulière des qualités énivrantes et la propriété de mousser, doivent trouver place ici. Je dois encore citer les diverses espèces de vins de *Bordeaux*, pourvu qu'ils soient un peu vieux, ceux du *Rhône* et du *Jura*.

Bien que ces vins soient tous moins excitants que ceux que j'ai signalé plus haut, ils ne peuvent servir de boisson habituelle et de rafraîchissement favorable à la santé qu'étendus d'une certaine quantité d'eau. En général, à moins de dispositions particulières, qui sont presque toujours le résultat de mauvaises habitudes, le mélange le plus convenable consiste dans un tiers au plus de vin sur deux parties d'eau.

Bière.

La bière contient beaucoup moins d'alcool que le vin ; en outre, un peu de matière sucrée, de l'acide acétique, un acide amer et aromatique, une matière qui paraît être du ferment, un peu de phosphate de chaux, plus ou moins d'acide carbonique, selon que cette boisson a été mise en bouteille plus ou moins promptement après sa fabrication.

Les proportions de l'alcool y varient beaucoup,

selon les pays où elle est confectionnée. Ceux qui sont privés de vin, comme l'Angleterre, la Belgique, la Flandre apportent plus de soins à sa fabrication, ou plutôt se proposent d'avoir une boisson plus excitante. Le *porter* anglais est très alcoolique, d'une couleur foncée, énivre facilement; au contraire, la bière de France, celle de Bolbec en particulier, est très légère, très rafraîchissante.

Cette boisson est nourrissante, surtout en Angleterre et en Ecosse; mais son usage donne quelquefois lieu à un singulier accident, surtout chez les personnes peu habituées à en prendre et qui boivent tout-à-coup une certaine quantité de bière forte; une irritation très vive se fait sentir à la vessie, avec envie et difficulté extrême d'uriner; l'irritation du canal de l'urètre est souvent assez vive pour y déterminer un écoulement et simuler tout-à-fait la blennorrhagie. Dans la grande majorité des cas, ces accidents se dissipent en vingt-quatre heures, par le repos et les rafraîchissants. On dit qu'en pareille circonstance les belges recourent avec succès à l'eau-de-vie en petite quantité. En somme, la bière, peu forte ou légèrement étendue d'eau, est une boisson salutaire, très propre à rafraîchir et à faciliter la digestion.

Cidre.

Le cidre se prépare avec le suc de pommes ; le poiré avec celui de poires ; l'un et l'autre contiennent beaucoup d'eau, plus de matière sucrée et plus d'alcool que la bière, beaucoup d'acide malique qui ne se trouve pas dans cette dernière boisson. Le bon cidre se conserve deux ou trois ans, pourvu qu'il soit dans des caves dont la température soit toujours au dessus de zéro ; car il se congèle facilement et alors il est perdu.

Il y a les plus grandes différences entre les cidres de différents pays. Ceux de Normandie, où on en fait un usage général, sont infiniment supérieurs aux autres. L'usage modéré de cette boisson n'a ordinairement rien de nuisible ; elle désaltère bien, nourrit moins que la bière ; mais détermine chez quelques personnes des coliques et de la diarrhée. Prise avec excès, elle cause assez promptement l'ivresse.

Eau-de-Vie.—Liqueurs.

Tous les vins donnent, à la distillation, une plus ou moins grande quantité d'alcool. On donne le nom d'*eau-de-vie* aux produits de la première distillation ; celui qu'on tire des cerises qu'on aromatise avec plusieurs semences est connu sous le nom de *kirsch-wasser*. La distillation de la melasse, du sucre de canne fournit le *rhum* ou *tafia*; celle du riz fermenté donne l'*arack* des arabes. On obtient également de l'eau-de-vie de la pomme de terre, du suc de palmier, etc.

L'eau-de-vie est incolore, volatile, composée d'eau et d'alcool. Prise en fort petite quantité et de manière à agir exclusivement sur la membrane muqueuse de la bouche et sur les organes salivaires, elle fait cesser la soif et peut alors être quelque fois d'une très grande utilité; mais ce n'est pas ainsi qu'on en use généralement. Si l'introduction d'une petite quantité de ce liquide dans l'estomac peut être réellement utile chez quelques personnes qui se sont mises dans le cas de ne pouvoir digérer qu'à l'aide de cette stimulation, il n'en est pas moins vrai que son usage immodéré cause des ivresses affreuses, souvent mortelles, ou, à la longue, la ruine des organes digestifs. Qu'on y fasse attention, il y a grand péril à user et pas le plus léger inconvénient à s'abstenir. Les hommes qui font abus des liqueurs spiritueuses perdent l'appétit, digèrent mal, cherchent à trouver, dans un usage de plus en plus fréquent de la liqueur qui les tue, un remède à leur malaise; parce qu'en effet son injection est suivie d'un moment d'excitation qui les trompent. Ces malheureux finissent par succomber à des affections organiques dont ils ont développé la cause et hâté les progrès.

Les *ratafias* ou infusions aromatiques et sucrées, les liqueurs de toutes espèces, sont des mélanges d'eau-de-vie avec une certaine quantité d'eau et d'aromates plus ou moins excitants, tels que la *vanille*, la *cannelle*, l'*absinthe*, etc. La plupart de ces liqueurs, préparées à l'eau-de-vie et non à l'esprit de vin, sont, malgré les substances aromatiques qu'elles contiennent, un peu moins dangereuses que l'eau-de-vie pure, à cause de leur mélange avec l'eau et du sucre qui entre dans leur composition. L'action des liqueurs fermentées est beaucoup plus prompte si l'estomac est vide que s'il contient déjà des aliments; c'est donc une très mauvaise habitude que celle d'en prendre à jeun, même en très petite quantité.

Si les effets immédiats de l'ivresse ne présentent qu'un hideux tableau, ses résultats éloignés sont déplorables. L'apoplexie, les maladies organiques du cœur, de l'estomac, l'aliénation mentale sont souvent les suites de l'ivrognerie. Il est nécessaire de combattre ici cette croyance erronée qu'un pareil excès peut être parfois utile. De semblables absurdités sont d'autant plus difficiles à déraciner que chacun est plus disposé à leur trouver une origine respectable. Un nommé Jean de Milan donna, vers la fin du dix-septième siècle, au nom de l'école de Salerne, différents préceptes déraisonnables que les gens du monde attribuent journellement au père de la médecine. Je vais tâcher de terminer ce chapitre par quelques règles plus salutaires.

Il est impossible, au milieu de nos occupations, de n'avoir point d'heures déterminées pour les repas. Celles que l'usage leur consacre aujourd'hui me paraissent convenables. Deux repas suffisent ordinairement : le premier, dans la matinée, quelques heures après le lever; le second, assez souvent plus copieux, lorsque l'esprit est libre et les occupations du jour terminées. A la campagne, où la dépense de force est plus grande, on est dans l'habitude, et on a raison, de faire trois et même quatre repas. Celui du soir, connu sous le nom de souper, ne vaut rien : le commencement de la digestion se fait mal pendant le sommeil.

Une mastication exacte est une des premières conditions d'une bonne digestion. Il faut éviter de manger au moment qu'on serait vivement agité : la tranquillité du cerveau et des autres organes est nécessaire à l'action gastrique; la satisfaction et la gaîté la facilite; les repas de société se digèrent bien plus facilement que ceux de la solitude. La quantité d'aliments est relative à chaque personne; presque tous les hommes mangent et boivent trop; un grand nombre de maladies sont la cause de cet excès. L'homme bien portant a besoin de deux cent cinquante grammes de viande, trois cent soixante-quinze de pain ou de quelque autre nourriture végétale et cinq cents de liqueurs fermentées.

Il faut que celui qui se porte bien, s'il veut assurer la conservation de sa santé, suive un régime régulier; qu'il s'écarte le moins possible des habitudes qui ont influencé sa constitution depuis son enfance; qu'il ne confie d'aliments à son estomac que lorsqu'il éprouve le sentiment d'une faim bien réelle et qu'il s'arrête, dans l'exercice de cet acte, dès que son appétit ne se fait plus sentir; que ses repas soient légers, ses mêts simples et qu'il évite de mettre son cerveau en action immédiatement après l'injection des aliments. En se conformant à un pareil plan de conduite, s'il a reçu de la nature une bonne constitution, il en goûtera les bienfaits dans toute leur intégrité et fera heureusement le voyage de la vie, sur le cours duquel l'intempérance déchaîne communément tant d'orages. Mais, si dédaignant, contre toute raison, de s'astreindre à des règles qui lui semblent incommodes et gênantes, il fait un dieu de son ventre; s'il irrite, par des excès continuels, ses organes réparateurs; s'il fait succéder, par l'art des assaisonnements, les illusions d'une faim mensongère à son appétit satisfait, il ébranle à chaque instant les ressorts de la constitution la plus vigoureuse ; il épuise insensiblement leur énergie, les brise, et descend prématurément dans la tombe, vers laquelle il s'est acheminé avec tant d'empressement.

CHAPITRE 4.

Excrétions.

§ Ier.

Déjections. — Urine. — Transpiration. — Perspiration Pulmonaire. — Larmes, etc.

Je comprends, sous le nom d'excrétions, toutes les pertes qui sont le résultat de nos mouvements organiques. Cette dénomination générale se rattache à l'action de plusieurs tissus et appareils fort différents les uns des autres (les *intestins*, la *peau*, les *reins*, etc.).

Les fluides excrétés se composent du résidu des aliments et de la portion de nos tissus qui se détachent sans cesse de nous-même, pour faire place à de nouvelles molécules organiques. Avant l'introduction des aliments dans la bouche, la vue, le toucher nous aident à leur ôter ce qu'ils jugent ne pas convenir à l'alimentation, comme les os, les enveloppes des fruits, etc.; dans la mastication, la langue et les dents exécutent un second triage par la dépuration de tous les petits corps résistants (noyaux, pepins, etc.) qui peuvent être mêlés au bol alimentaire. Une troisième épuration, la principale, se fait dans l'estomac et les intestins grêles où la masse alimentaire est séparée en deux, le chyle et les matières fécales. Le chyle conserve encore avec lui, dans le sang, beaucoup de parties impropres à la nutrition dont les autres excrétions ne tardent pas à faire justice. Ainsi, les urines, la matière de la transpiration, l'exhalaison intestinale entraînent tout ce qui ne peut convenir à la réparation des organes, et en même temps les portions de ces mêmes organes qui viennent d'être renouvelées.

L'excrétion diffère de la sécrétion : cette dernière est l'acte de formation, tandis que la première est l'acte d'expulsion pour ceux de nos produits qui sont destinés à être promptement rejetés.

Les *déjections alvines*, *excréments*, *matière fécale* se composent : 1° en grande partie du résidu de la digestion ; 2° d'une certaine quantité de bile ; 3° de fluides exhalés par les intestins pour favoriser le glissement des matières dans leur cavité. Ce mélange, après s'être laissé enlever dans son trajet tout ce que les vaisseaux absorbants ont pu rencontrer de nutritif, se rassemble dans le gros intestin qui s'en débarrasse de temps en temps par la défécation. Cet acte est soumis, jusqu'à un certain point, à la volonté, qui en règle le moment. Cette excrétion est, dans l'état de santé et à moins d'anomalie, d'autant plus fréquente et plus considérable que les repas ont été plus rapprochés et plus copieux. Il ne faut pas croire cependant qu'elle soit suspendue par l'abstinence ; la plupart des gens sont, à cet égard, dans une erreur complète; aussi ne répondent-ils jamais directement, si on les interroge sur la fréquence de leurs selles : *Je ne mange point*, dominés qu'ils sont par cette idée qu'il n'y a pas de défécation sans aliments.

L'*urine* émane du sang artériel et est formée par un appareil glandulaire, les *reins*, qui élaborent le sang que leur apporte l'artère rénale et en sécrètent un fluide de couleur citrine, d'une composition chimique fort complexe. Ce sang artériel arrivant continuellement aux reins, la

sécrétion de l'urine se fait continuellement ; deux canaux nommés uretères la déposent d'une manière continue dans la vessie ; lorsque ce réservoir en contient une certaine quantité, il devient le siège d'un sentiment qui annonce le besoin de s'en débarrasser. L'acte de l'expulsion de l'urine est comme celui de la défécation soumis à la volonté, qui peut en avancer ou retarder l'exercice. Plusieurs substances impriment à ce liquide des caractères particuliers. Tout le monde sait que les émanations de térébenthine lui communiquent une odeur de violette et l'usage des asperges une odeur très désagréable.

La transpiration insensible ou perspiration cutanée a été distinguée de la sueur ; la première est continuelle, la seconde est un phénomène accidentel. L'exhalation a lieu à la surface de la peau ; cette vaste membrane est très riche en vaisseaux capillaires, dont les extrémités exhalantes continues aux nombreuses ouvertures de l'épiderme, l'humectent sans cesse d'une sérosité albumineuse à l'état de vapeur ; c'est l'excrétion la plus considérable de toutes. Elle est d'une nature particulière, d'une abondance remarquable dans certaines parties du corps. La membrane muqueuse, qui revêt les voies respiratoires, exhale à chaque expiration une vapeur abondante à laquelle on a donné le nom de *perspiration pulmonaire*. Cette vapeur s'unit dans l'expiration à la portion d'air inspiré qui n'a pas été employée à l'oxygénation du sang et est rejetée avec ce résidu.

Les larmes fournies par la glande lacrymale et versées sur toute la surface de l'œil, pour maintenir toute sa lucidité et faciliter le mouvement des paupières sur lui , ne sont rejetées directement au dehors qu'accidentellement, par l'effet d'impression plus ou moins forte ; dans le pleurer, très fréquent dans l'enfance et chez la plupart des femmes, fort rare chez l'homme adulte, leur sécrétion étant beaucoup plus abondante que leur absorption par les voies lacrymales qui conduisent à la cavité du nez, elles coulent sur le visage.

Toutes les excrétions que je viens d'énumérer sont très variables dans leur proportion, par rapport à l'âge, au sexe, aux dispositions individuelles. Elles sont en général fort abondantes chez les enfants. A cet âge, le mouvement de composition et de décomposition est très actif ; la circulation et la respiration sont rapides ; les digestions promptes ; la peau perméable est plus souple qu'aux autres époques de la vie. L'état de perfection de l'économie serait, sans doute, celui où toutes ses fonctions seraient tour-à-tour exercées dans des proportions convenables ; mais cette perfection, vraiment fictive, ne se trouve jamais, à cause des influences générales, à l'action desquelles tous les hommes sont soumis et des influences particulières qui sont le résultat de leurs habitudes et de leurs professions. On a cependant voulu savoir quels étaient chez la plupart des hommes les proportions relatives des différentes pertes; malgré les belles expériences de *Santorius*, qui passa trente ans de sa vie dans une balance, on ne connaît encore rien de positif. *Sauvage* a calculé que, sur soixante grammes d'aliments, cinq étaient dissipés par l'aide des déjections alvines, vingt-deux par l'urine, et trente-trois par la transpiration.

Il est dangereux de retenir pendant long-temps ceux de nos produits dont l'excrétion est soumise à notre volonté. Le long séjour de l'urine dans la vessie peut déterminer les accidents les plus graves; cet organe, à force d'être distendu, perd sa contractilité. L'impossibilité d'uriner est souvent la suite d'une longue résistance à ce besoin. Les excréments doivent aussi être expulsés à mesure de leur formation. Les lavements sont quelquefois une nécessité; il ne faut pas être retenu par la crainte d'en contracter l'habitude. Le meilleur moyen, au contraire, de rompre une tendance vicieuse, c'est de porter remède à sa cause; enfin, s'il n'est pas possible de la détruire, mieux vaut encore l'habitude gênante que la maladie.

Un grand nombre de personnes activent, par l'usage de quelques substances, telles que le tabac, etc., l'exhalation des membranes muqueuses du nez et de la bouche ; cette habitude entraîne souvent des inconvénients. Lorsqu'il n'est introduit que dans le nez, le tabac produit des résultats peu fâcheux ; quelquefois même il est utile. On a vu des névralgies opiniâtres céder à son usage ; mais il émousse, à la longue, le sens de l'odorat. La fumée du tabac fournit souvent des résultats plus fâcheux ; elle détermine d'abord des vertiges, des céphalalgies, une véritable ivresse, le vomissement ; indépendamment de ces effets, qui cessent de se manifester lorsque l'habitude est contractée, le tabac fumé fait perdre une grande quantité de salive et rend ainsi les digestions pénibles : cette habitude est vicieuse et l'on peut, à bon droit, contester les heureux effets qu'on lui attribue. Le tabac mâché exerce les mêmes modes d'action ; son usage, sous ces deux formes, laisse une haleine fétide et cause la carie des dents.

Quelques personnes sont dans l'usage d'augmenter de temps en temps l'exhalation de la membrane muqueuse intestinale par des purgatifs dits *de précaution* ; c'est une funeste habitude, que perpétuent les idées fausses qu'on s'est faites des purgatifs. Il faut qu'on sache bien que nous n'avons pas besoin d'être purgés, comme de nous promener, de manger, de dormir, etc. Il est bien pénible de voir tous les jours d'excellentes mères, les sages-femmes et les gardes-malades qui sont, par leur préjugé grossier et leur présomptueuse ignorance, l'une des plaies les plus profondes de la société, détruire la santé des enfants par l'emploi des substances les plus propres à ruiner leurs jeunes organes. Ces malheurs sont souvent irréparables et si les résultats n'en sont pas instantanés, ils préparent pour l'avenir une santé misérable et languissante.

§. 2. *Excrétion des organes générateurs.*

Les excrétions dont j'ai traité dans le paragraphe précédent se font à tous les âges; celles qui vont maintenant m'occuper ne commencent qu'à une certaine époque de la vie et doivent cesser long-temps avant le terme de l'existence. Ce sont chez l'homme, le fluide séminal; chez la femme : 1° le flux mensuel, ou règles; 2° les lochies et le lait après l'accouchement.

Ce n'est que vers l'âge de quatorze ou quinze ans pour l'homme, de douze ou treize pour la femme que paraissent, dans notre climat, les premiers signes de la puberté. Lorsque les deux sexes ont éprouvé les modifications importantes qui se manifestent à cet âge, ils peuvent se rapprocher et procréer; mais ils ne sont réellement aptes à remplir cette fonction sans nuire à leur santé, que lorsqu'ils ont atteint tout leur accroissement; il faut qu'ils soient à l'état parfait, que tous les organes aient leur complet développement, pour qu'ils puissent communiquer une vie entière. Je ne ferai point ici une peinture du rapprochement des sexes; c'est la fonction qui offre le plus d'attraits, qui fait éprouver les plus vives jouissances; c'est généralement celle dont on abuse le plus dans la jeunesse. Lorsque le rapprochement a été fécondant, il le serait bien plus souvent s'il était moins fréquemment répété, de nouvelles fonctions commencent pour la femme : ce sont celles de la maternité. Quelque soit la manière dont s'opère la fécondation, l'*uterus* reçoit son produit et le contient pendant neuf mois. Cet organe conservateur acquiert alors plus de vie et de développement; ses évacuations mensuelles cessent, de nouveaux besoins exigeant de nouvelles ressources. Vers les derniers temps de la grossesse, les seins prennent un accroissement considérable; les glandes mammaires en activité secrètent le lait.

L'accouchement effectué, l'uterus se débarrasse, par un long écoulement connu sous le nom de *lochies*, de tout le sang qui gorge son tissu et reprend son volume ordinaire.

Je ne dois pas négliger l'occasion de combattre une erreur accréditée : *Le lait a pris son cours par le bas*, ne manque-t-on pas de dire lorsqu'on voit les lochies couler abondamment. Le lait ne coule que par les seins, comme l'urine ne coule que par les voies urinaires. Ce fait serait-il encore méconnu par quelques médecins?

Le développement des organes générateurs est accompagné de peu de fatigues et de dangers chez l'homme ; toutefois, les changements qu'il apporte dans ses facultés cérébrales demandent une grande prudence de la part de ceux qui l'entourent. Les désirs brûlants de cet âge ne sont réellement que les premiers symptômes d'une fonction qui ne doit s'exercer que plus tard. Alors, si le jeune homme est sage, il n'entravera le développement d'aucun de ses organes, il deviendra vigoureux, actif, intelligent, capable de donner à son tour la vie à des enfants d'une bonne santé ; mais, au contraire, s'il se livre à des jouissances hâtives, il ruinera sa constitution, restera débile, perdra la mémoire, la volonté, usera sa vie en peu d'instants. Ces résultats sont extrêmement fréquents parmi nous, dans les grandes villes surtout, où des habitudes dissolues, des lectures propres à échauffer de jeunes imaginations, dans la portion ignorante de la société, l'absence de morale et le plus dégoûtant libertinage poussent aux excès et aux désordres les plus funestes. Le seul moyen de rendre les hommes moraux, c'est de faire qu'ils entendent leurs intérêts *durables* ; car moral ne veut pas dire autre chose. Eclairez-les donc, ou plutôt laissez-les s'éclairer, au lieu de les tenir en enfance, et ils seront véritablement plus heureux.

La puberté n'est pas aussi facile chez les jeunes filles; les changements qui s'effectuent dans leur organisation étant plus nombreux et leur constitution plus irritable, un grand nombre d'entr'elles deviennent alors pâles et languissantes; de fréquentes promenades au milieu d'un air salubre, des bains, des frictions excitantes sur les jambes produisent souvent un bon effet. La jeune pubère doit être entourée des soins les plus tendres et les plus judicieux. Des impressions qu'elle reçoit, des affections qu'elle éprouve, des lectures auxquelles elle se livre dépendent peut être et sa santé et son bonheur à venir. A un âge plus avancé, d'autres précautions l'attendent. Lorsqu'elle est devenue femme, elle ne doit jamais avoir de co-habitation avec son mari pendant l'écoulement mensuel; l'omission de ce conseil cause assez souvent chez l'homme des inflammations du canal de l'urètre, sur la cause desquelles on pourrait se méprendre. De pareils accidents ont suffi pour faire naître les inquiétudes les plus graves et les plus mal fondées. Les rapports conjugaux doivent être rares pendant la grossesse, surtout au commencement et à la fin, pour ne point provoquer l'expulsion prématurée de son produit. Enfin, lorsque cette fonction importante vient de s'achever, il lui reste à se soustraire à l'influence dangereuse des conseils de l'ignorance et du commérage qui ne manquent pas de l'entourer de périls. Tantôt on voudra lui faire prendre, sous prétexte de réparer ses forces, des substances excitantes, ou des aliments qui enflammeront des organes dont la sensibilité vient d'être éveillée par de longues souffrances; la matrice n'attend qu'une occasion pour s'exalter et développer les accidents les plus formidables et les plus promptement mortels. Pour faire cesser la sécrétion du lait, lorsqu'elle ne nourrira pas son enfant, on lui donnera des purgatifs dont les mauvais effets sont encore plus prompts. La nouvelle accouchée doit être soumise pendant quelque temps à une abstinence d'autant plus rigoureuse que le travail a été plus pénible. La privation de nourriture est encore le moyen le plus convenable pour diminuer l'abondance du lait; elle devra conséquemment être plus prolongée chez la mère qui ne nourrira pas son enfant que chez celle qui s'acquittera de ce devoir.

Le refroidissement, toutes les impressions vives, les émanations odorantes offrent beaucoup de danger et peuvent supprimer les lochies. Ce n'est pas plus pendant *neuf jours* que pendant six, quinze ou vingt, que la nouvelle accouchée doit être attentivement soignée; c'est encore une erreur analogue à celle des neuf jours de la brûlure : ce terme fatal n'a aucune valeur. La durée des soins à donner en cette circonstance est variable selon les individus. Est-il utile de dire ici, qu'on ne doit faire aucun cas du conseil des gardes-malades de ne changer de linge qu'au bout de ces mêmes neuf jours, de rester ainsi au milieu des émanations malfaisantes de la sueur et du sang? Jamais, au contraire, il ne convient de renouveler plus fréquemment le linge ; jamais la propreté n'est plus nécessaire qu'en ce moment, et d'ailleurs si le meilleur moyen de se refroidir est de demeurer dans l'humidité, la voie la plus sûre pour éviter ce danger, est de substituer souvent des vêtements et des draps secs à ceux qui sont imprégnés de sang.

Si la santé de la femme a été menacée au moment où ses organes générateurs se sont développés, elle ne l'est pas moins lorsqu'elle cesse d'être propre à la reproduction. C'est de quarante à cinquante ans que le flux mensuel se supprime. Une si ancienne habitude cesse rarement sans quelques accidents qui ont besoin d'être surveillés. L'exercice, les bains, les distractions, quelques émissions sanguines éloignent quelquefois entièrement les accidents qui pourraient alors éclater.

Il est facile de conclure de ce qui précède, que l'acte générateur est communément exercé beaucoup trop fréquemment pour la santé des personnes qui s'y livrent, et conséquemment pour la constitution des enfants qui en résultent. Il y a, il est vrai, de grandes variétés à cet égard, comme en toute autre chose, entre les différents individus; ce qui serait excès pour l'un ne l'est pas toujours pour l'autre. Dans la jeunesse on se livre, avec déraison, souvent avec fureur, aux rapprochements des sexes; on peut développer ainsi une aptitude spéciale aux dépends de toutes les autres, et on demeure ce qu'on s'est fait, d'une grande puissance copulative et d'une grande faiblesse intellectuelle.

La fonction de la reproduction qui ne commence qu'au moment où l'organisation est sur le point d'être parfaite, doit finir lorsqu'elle décroît. Les vieillards doivent y renoncer absolument, sous peine d'avancer le terme de leur existence. D'autres besoins viennent heureusement se faire plus vivement sentir; le désir d'accumuler et de conserver, les plaisirs de la table les occupent tout entiers, et ne laissent que peu d'énergie aux passions d'un autre âge.

CHAPITRE 4.

Action cérébrale.

SENS, INTELLIGENCE, PASSIONS, MOUVEMENTS ET SOMMEIL.

§ Ier—*Sens.*

Différents appareils organiques, susceptibles chacun d'un genre d'excitation spécial, mettent le cerveau en rapport avec tous les corps qui l'entourent. L'excitation qu'éprouvent ces appareils appelés *sens* et sa transmission à l'organe pensant, sont si rapides qu'elles semblent se confondre et ne constituer qu'un même phénomène, connu sous le nom de *sensation*. Cette sensation, premier travail cérébral est la source de toute autre opération intellectuelle; c'est d'elle que procède toute notion, tout jugement; c'est par l'action seule des sens que l'organe producteur de la pensée acquiert la conviction de l'existence des objets, de leurs formes, de leur propriété, de leurs rapports, etc. Nul doute que la perfection des sens n'ait beaucoup d'influence sur celle de l'intelligence. Certains animaux ont quelques sens plus exquis que l'homme; mais c'est chez lui, sans contredit, que leur ensemble a le plus de développement. On en distingue cinq, sur lesquels je vais jeter successivement un coup-d'œil rapide; ce sont : la *vue*, l'*ouïe*, le *goût*, l'*odorat* et le *toucher*.

Vue.

L'œil, cet admirable instrument d'optique, est sans aucun doute, le siége du sens le plus précieux. On ne saurait trop veiller à sa conservation et écarter avec trop de soins tout ce qui peut lui nuire.

Le mode d'action de l'appareil de la vue, est constitué par l'impression de la lumière. Cette impression doit être modérée; trop vive, elle fatigue l'organe qui la perçoit, épuise sa sensibilité; sous cette influence il s'enflamme, quelquefois se paralyse ou se cataracte. L'éclat du soleil, la réflexion de la lumière sur la neige, dans les pays qui en sont constamment couverts, ou sur un sable blanc, dans les pays chauds, les éclairs, surtout ceux qui brillent au milieu de la nuit, et font ainsi succéder une vive lumière à une profonde obscurité produisent quelquefois les mêmes résultats.

Un bon moyen de soustraire les yeux à une lumière trop excitante, consiste à les couvrir de lunettes, dont les verres colorés en bleu ou en vert affaiblissent les rayons lumineux; si les côtés sont en outre garnis de taffetas de la même teinte, l'œil est tout à fait à l'abri de son excitant naturel et de l'action de la poussière; les voiles que portent les dames, surtout ceux qui sont colorés, produisent un effet analogue; on peut encore obtenir un résultat avantageux en se couvrant les yeux d'une sorte de visière de taffetas vert appelée *garde-vue*. Une lumière trop faible fatigue également les yeux à cause de la peine qu'ils éprouvent à saisir et à distinguer les objets d'une certaine ténuité; les couleurs éclatantes produisent les mêmes effets qu'une lumière trop vive; le rouge, cette riche couleur, ne pourrait sans danger être offerte à l'œil pendant long-temps; le jaune, le bleu et le vert sont des couleurs beaucoup plus douces; le blanc fatigue beaucoup la vue et pourrait produire la cécité (le blanc et le noir ne sont point des couleurs, les corps qui nous paraissent blancs sont ceux qui réfléchissent tous les rayons lumineux, au contraire les corps qui nous semblent noirs, sont ceux qui les absorbent complètement). Si l'homme n'écoutait que le désir d'une longue existence, peut être proscrirait-il la lumière artificielle; mais il a un cerveau trop actif pour n'accorder communément à son exercice, que le temps compris entre le lever et le coucher du soleil. Les substances employées pour produire la lumière artificielle sont le suif, l'huile, la cire, le gaz hydrogène. Le suif est incommode par son odeur, sa lumière est vacillante; le suif et l'huile de mauvaise nature vicient l'air qu'on respire; mais l'huile et la cire bien épurées n'ont pas cet inconvénient; leur lumière est immobile, douce et sans odeur fétide. La clarté que fournit le gaz hydrogène est vive et pure, peut-être fatigue-t-elle en imprimant aux objets une blancheur inusitée; on doit entretenir le foyer à un certain éloignement de la vue; au reste, pour être à l'abri du blâme, le gaz hydrogène doit être bien préparé; il serait désirable que ce moyen économique fut employé pour l'éclairage public.

Ouïe.

On a regardé ce sens comme celui de l'intelligence; il reçoit la parole qui n'appartient qu'à l'homme; l'ouïe est, après la vue, celui qui nous donne le plus d'idées et qui favorise le plus nos rapports avec nos semblables. L'oreille veille presque autant que l'œil à la conservation des animaux, mais son activité est beaucoup moins constante que celle de l'organe visuel toujours en action pendant la veille. L'appareil de l'audition est organisé pour sentir les oscillations des corps, comme l'appareil visuel pour percevoir leur forme, leur couleur, leur éloignement; le son est l'agent d'excitation de l'ouïe comme la lumière est celui de la vue. L'ouïe, comme tous les autres sens, se développe beaucoup par un exercice modéré et s'use par la fatigue; les peuples chasseurs qui épient fréquemment leur proie, l'entendent à de grandes distances; chez eux ce sens a une perfection étonnante. De même qu'une très vive lumière suffit pour enlever l'usage de la vue, un bruit trop fort, une détonnation violente peut détruire la faculté d'entendre; on a vu des explosions de poudrières produire ce résultat. Les personnes que leur état expose à de grands bruits, perdent souvent l'ouïe, ou tout au moins chez eux la finesse de ce sens s'altère beaucoup; les artilleurs, les marins des vaisseaux de guerre sont dans ce cas; la membrane du tympan se rompt chez eux, on les voit alors faire sortir la fumée de tabac par le conduit auditif. Les forgerons, qui vivent au milieu du bruit des machines, entendent beaucoup moins facilement que l'homme habitué à parler bas et à ne recevoir que l'impression de sons modérés.

Je n'ai parlé que de l'impression des sons libres, affranchis de toute règle ; je ne puis omettre de dire quelques mots de la musique. Les sons combinés, selon certaines conditions, modulés, dans certaines proportions, produisent un effet tout particulier sur l'oreille ; il est beaucoup plus de personnes sensibles au charme de la musique qu'à celui de la peinture ; les sons combinés énivrent plus que la plus riche poésie. L'antiquité raconte leurs magiques effets ; nous les sentons nous-mêmes tous les jours et l'on trouve des preuves de leur puissance parmi les nations sauvages. Le bel hymne *Allons, enfants de la patrie* excita des transports d'enthousiasme chez les habitants de la terre de Diémen.

Une modification si énergique de l'économie doit avoir et de grands avantages et de grands dangers. On ne doit rechercher qu'avec modération les plaisirs qu'elle procure, et il serait fort imprudent de livrer, sans mesure, à son puissant entraînement, les organisations impressionnables qu'elle jette dans un véritable délire.

On a imaginé plusieurs moyens propres à faciliter l'audition, lorsqu'il y a diminution de sensibilité ; mais ils sont loin d'être pour l'oreille d'une aussi grande utilité que le sont pour l'œil nos instruments d'optique : on s'est beaucoup occupé de les améliorer sans obtenir de résultats très satisfaisants. Il est inutile de dire que tous ces appareils sont de nul effet pour la surdité congéniale. Cet état des organes de l'ouïe a résisté à toutes les tentatives faites pour les mettre en action ; mais, au moins, la position des *sourds et muets* dans la société a-t-elle été améliorée.

Odorat.

Le sens de l'olfaction est impressionné par certaines particules extrêmement tenues, qui s'échappent des corps volatilisables, se répandent dans l'air, y flottent et en suivent toutes les impulsions. Sans air, point d'odeurs ; l'expérience a prouvé qu'une rose sous le récipient d'une machine pneumatique conservait encore son parfum au bout de quinze jours. Il faut que les particules odorantes soient bien tenues puisque le corps d'où elles émanent ne perd, dans un espace de temps assez considérable, qu'une quantité incalculable de son poids. Les corps sont plus ou moins odorants; il en est dont l'odeur ne se fait sentir que très près, et d'autres qui rayonnent leurs parties odorantes à de grandes distances. L'odeur du romarin fait connaître les côtes d'Espagne à quarante milles en mer. L'air chargé de particules odorantes est porté naturellement vers les fosses nasales par l'effet de l'inspiration, et plus cette inspiration a de force, de fréquence, plus il passe d'air par le nez, et conséquemment plus la sensation est prononcée. Ainsi, quand une odeur nous plaît, faisons-nous des inspirations d'une grande étendue, ou bien vives et fréquentes, en ayant soin de fermer la bouche pour que tout l'air inspiré passe par les fosses nasales. Si nous voulons, au contraire, éviter une odeur désagréable, nous fermons le nez et nous ouvrons la bouche. Parvenues dans les fosses nasales, les molécules odorantes s'y répandent, agissent sur les nerfs olfactifs, qui transmettent au cerveau les impressions qu'ils en reçoivent.

L'odorat est beaucoup plus développé chez certains animaux que chez l'homme, et infiniment plus précieux pour eux que pour lui ; il est, pour un grand nombre d'entr'eux, le principal moyen de rechercher leur proie : les troupeaux broutent rarement des herbes vénéneuses. Dans l'homme, les odeurs n'ont que peu d'influence sur les idées ; les sensations qu'elles donnent activent fort peu l'intelligence. La privation de l'odorat n'exerce pas un grand dommage. Ce sens a des rapports intimes avec celui du goût.

L'odeur des aliments nous frappe et ajoute beaucoup aux jouissances du palais. L'odorat est sujet à beaucoup de différences parmi les individus de de la même espèce. On a plusieurs exemples d'hommes chez lesquels la faculté de discerner les odeurs n'a jamais existé; quelques-uns ont le pouvoir de percevoir des odeurs insensibles pour tous ceux qui les entourent. Dans les Antilles, les *nègres marons* distinguent au nez la trace d'un blanc de celle d'un noir; une telle perfection de ce sens s'acquiert par l'habitude chez les hommes qui l'exercent continuellement. Un chimiste distingué de notre époque, dont la science regrette la perte récente (*Baruel*), reconnaissait à l'odeur une tache de sang d'homme d'une autre produite par celui de femme.

Il est des émanations qui peuvent déterminer les accidents les plus graves ; les unes en agissant sur les voies aériennes, les autres sur le cerveau, et sans ajouter foi à ce qu'on rapporte de cet empoisonneur à gage qui ne se servait que de gants parfumés pour exécuter des arrêts de mort, je crois cependant utile de donner quelques conseils sur les avantages que peuvent offrir et les dangers que peuvent présenter quelques odeurs.

Les émanations de jusquiame, d'opium, de datura *stramonium*, de pavot et de beaucoup de solanées, celles du sureau, du noyer causent le sommeil et, si elles sont fortes et durables, une céphalalgie plus ou moins intense. La bétoine énivre les personnes occupées à l'arracher; les fleurs les plus suaves peuvent déterminer des accidents, si on les renferment dans un appartement clos; il est toujours imprudent de les laisser la nuit dans une chambre à coucher. Celles qui sont aromatiques exercent une action très vive sur l'innervation; je connais une jeune dame qui, dernièrement, éprouva des accidents cérébraux assez graves, parce qu'une amie qui avait sur elle des odeurs l'avait visitée quelques heures après sa délivrance.

Il est d'autres odeurs plus dangereuses que celles des fleurs et capables de développer plus promptement des résultats fâcheux : les vapeurs arsénicales ont donné la mort; les émanations du mancenillier produisent dit-on le même résultat. Je pense que, dans ces deux derniers cas, comme pour les exhalaisons de matières animales en putréfaction, l'air chargé de parties délétères agit beaucoup moins sur l'odorat même que sur les voies aériennes. Je l'ai déjà dit ailleurs, la salubrité de l'air est une des conditions les plus essentielles. On ne saurait veiller avec trop d'attention à ce qu'il ne puisse se charger d'aucune matière propre à l'altérer. Que les hommes qui doivent s'occuper de la salubrité publique s'acquittent donc dignement de ce soin; les villes seront à la fois et plus propres et plus belles, la santé des citoyens sera meilleure.

Si, jusqu'ici, je n'ai fait que blâmer des abus ou des négligences, je dois m'empresser de dire que je suis loin de condamner l'usage modéré des odeurs agréables et des fleurs en particulier; cette jouissance ne doit pas être plus négligée que les autres; elle peut, d'ailleurs, être d'un heureux secours dans certains états morbides : quelques odeurs fortes et pénétrantes, la vapeur de tabac brûlé, l'alcali volatil, etc., peuvent quelquefois rappeler les asphyxiés à la vie, faire cesser de longues syncopes.

Goût.

Le goût est le sens auquel nous devons la notion des saveurs, des qualités sapides des corps. Ce sens est infiniment moins compliqué que celui de la vue et de l'ouïe, sans que, cependant, nous sachions mieux l'expliquer. Il nous donne fort peu d'idées et n'a de grandes affinités qu'avec les organes digestifs. La vue, l'ouïe, le toucher n'exercent qu'une action éloignée sur les corps, ne jugent que de leur ensemble, de leur forme, de leur étendue, de leur son. L'odorat et le goût, au contraire, apprécient leur composition plus intime et presque chimique. Le goût surtout a besoin pour s'exercer sur les substances de les briser, de séparer toutes leurs parties à l'aide des organes qui sont à sa disposition ; son siège est presque exclusivement à la langue : les lèvres, la face interne des joues, le palais, le pharynx, l'œsophage, l'estomac lui-même ne paraissent pas tout-à-fait étrangers à son action. Tout le monde sait fort bien reconnaître les saveurs douces, amères, âcres, etc. ; mais il en est beaucoup qui ne pourraient être exprimées par le langage ; en même temps qu'il est une jouissance, le goût est un moyen de reconnaître les qualités avantageuses ou nuisibles des aliments ; il est plus ou moins parfait selon les personnes ; comme tous les sens, il acquiert du développement par l'exercice et se ruine par l'abus. On lui procure par la culture une délicatesse extrême : les gourmets reconnaissent aisément jusqu'aux plus petites nuances de mélanges ; ils iront jusqu'à assigner le terroir, la localité, l'âge précis du vin qu'ils dégustent. Mais quiconque force l'exercice du goût par les aromates, les aliments fortement assaisonnés, le blase, le détruit et le perd entièrement, s'il n'est assez raisonnable pour s'arrêter avant d'arriver à un pareil résultat, qu'il est possible de prévenir en s'abandonnant aux bienfaits d'un régime sévère. Souvent, après l'usage prolongé du lait, des légumes aqueux, de l'eau pure, un palais flétri reprend toute son ancienne jeunesse et redevient propre à percevoir des saveurs depuis long-temps ignorées.

Toucher.

Les corps mis en contact avec quelque partie de la peau que ce soit causent une impression particulière qu'on nomme *toucher*. Ce sens est beaucoup plus exquis à la main que partout ailleurs; là, les épanouissements nerveux sont plus prononcés; une disposition admirable permet à chacun des doigts d'embrasser exactement les corps, de suivre leur forme. Il s'exerce chez quelques animaux par des organes variables, des tantacules, des antennes, les lèvres, la langue, le pied, tout le corps; chez aucun d'eux il n'a à sa disposition un organe aussi parfait que la main de l'homme; mais on s'est livré à l'exagération en lui attribuant notre supériorité. La main n'est qu'un moyen dont la perfection est en rapport avec celle de l'organisation cérébrale qui préside à son usage.

Quelque soit la simplicité de ce sens, il nous donne beaucoup d'idées, exerce une très grande influence sur l'imagination. L'exercice le modifie d'une manière remarquable; il y a une immense différence entre le tact optus de l'ouvrier sans cesse occupé à de rudes travaux et le tact plein de délicatesse d'une femme qui use convenablement des bains. Il est, de tous les sens, celui qui peut acquérir le plus merveilleux développement : il devient d'une perfection étonnante chez l'aveugle, obligé de recourir constamment à son aide, et lui fournit un grand nombre de notions que nous ne pouvons obtenir que de la vue. Il est assurément d'une grande importance de conserver à ce sens toute sa perfection, d'éloigner tout ce qui pourrait l'altérer, les travaux pénibles, les frottements répétés émoussent sa délicatesse, en détruisant une partie des avantages de sa précieuse faculté tangible. Mais, s'il est avantageux de conserver au toucher toute sa délicatesse, il faut aussi éviter avec soin ce qui peut exagérer la sensibilité tactile : l'habitude de la mollesse d'un coucher voluptueux, d'onctions trop répétées à la peau ne font qu'exalter d'une manière fâcheuse les propriétés de cette membrane ; chez une femme accoutumée à de pareils soins, le plus faible attouchement, le pli d'une rose produiront des accidents ; la pression légère d'un corps fera une contusion, un frottement déterminera des convulsions, etc.

§ 2. — *Intelligence.*

Deux actions fort distinctes ont leur source dans l'encéphale, l'intelligence et le mouvement; nul doute qu'ils n'y aient un siège différent. Les pathologistes de l'époque ont conclu de nombreuses observations cadavériques recueillies sur les paralytiques et les aliénés, que la substance blanche du cerveau est le siège des mouvements , et la substance grise celui de l'intelligence. Ce qui a jeté jusqu'à ce jour beaucoup d'incertitude sur l'action cérébrale, c'est qu'on est toujours porté pour l'examiner à la manière des phénomènes organiques des autres appareils, sans pouvoir trouver d'analogie satisfaisante entre les deux termes de comparaison: on a tort. L'exercice de nos organes se refuse à une explication complète; la difficulté est la même pour tous. L'action gastrique, les sécrétions, le mouvement, la pensée sont autant de faits de toute évidence qu'il faut admettre et considérer comme des propriétés diverses de l'organisme; ces faits ne peuvent s'expliquer les uns par les autres. Le cerveau ne digère ni ne sécrète la pensée, puisque l'œil ne saisit dans son travail ni produit de digestion ni liquide secrété; mais par cela seul qu'il a un autre mode d'action, il ne faut pas le rejeter en dehors de l'organisme; par cela seul que nous ne découvrons aucune altération dans les corps qui l'impressionnent, il ne faut pas conclure qu'il n'y ait aucune action d'eux à lui et de lui à eux.

Le système nerveux tient tous nos organes sous son empire; c'est par lui qu'ils sentent, c'est donc par lui qu'ils agissent, car la sensibilité est le principe et l'essence de toute action organique. Je ne m'occuperai ici que de celle du cerveau; cet organe, impressionné par les corps extérieurs à l'aide des sens, conserve une trace de cette impression sur laquelle il peut spéculer comme sur l'objet lui-même; il devient alors le siège d'un travail plus ou moins actif. On a donné à cette faculté de conserver l'impression des corps le nom de *mémoire*. Elle est la base de toutes les opérations intellectuelles; c'est sur les images que les objets ont laissé en nous que nous portons un jugement, ce sont ces différentes images que nous comparons, c'est sur elles que nous méditons.

Selon que cette faculté de se présenter vivement les objets ou de multiplier rapidement leurs images, est plus ou moins développée, c'est-à-dire selon que l'organe de la pensée saisit plus ou moins d'harmonie et d'oppositions, l'imagination est plus ou moins brillante; elle est une heureuse perfection de l'intelligence, si les images qu'elle se représente, qu'elle compare, qu'elle examine sur un grand nombre de faces sont fidèles, si le pouvoir de les multiplier se lie avec celui de les analyser avec sagesse ; mais si elle est dépourvue de cet avantage, elle n'est qu'une stérile abondance. C'est en se livrant à ces dangereux écarts que tant de poètes brillants, mais peu raisonnables, se sont écartés des tableaux à la fois beaux et fidèles des écrivains sages.

L'intelligence est plus ou moins étendue dans les divers animaux; chez aucun, elle n'a autant de perfection que chez l'homme; elle est beaucoup plus parfaite dans l'âge adulte que dans l'enfance et la vieillesse ; plus le cerveau est développé plus l'intelligence est grande : on reconnaît aisément les têtes des hommes que l'étendue de leur esprit place en dehors de la foule; le petit crâne d'un athlète est facile à distinguer de celui d'un Homère. La science ne connaît pas exactement les facultés primitives; mais il est bien certain qu'elles sont fort distinctes les unes des autres, chacune d'elles doit avoir un siège particulier dans l'organe ancéphalique et être d'autant plus prononcée que la portion qui lui est consacrée a plus de développement. Si la même localité cérébrale ne peut percevoir les sons, la lumière, les saveurs, les odeurs, la résistance des corps, il n'est pas plus probable que les mêmes portions de cet organe puissent élaborer des produits différents. C'est avec ces idées seules qu'on peut expliquer tant d'organisations si parfaites sous plus d'un rapport, si imparfaites à quelques égards. Il est des hommes très remarquables par la prédominance de certaines facultés, qui sont presque entièrement dépourvus de quelques autres; c'est même ce qui arrive pour les cerveaux anomales dont quelques parties semblent ne s'être exagérées qu'au détriment du reste. Ainsi s'explique la bizarrerie, le défaut de raison. Il est très rare de rencontrer un développement considérable d'un grand nombre de facultés. C'est cet heureux hasard qui fait apparaître de loin en loin ces hommes qui étonnent leur siècle et la postérité, en imprimant à toute la société leur manière de sentir. Les meilleures organisations sont celles dont toutes les parties se balancent. De pareilles observations ne sont pas hors de propos; elles peuvent être d'une grande utilité pour l'éducation des enfants, toujours mal faite et faussement dirigée; pour le bien être des hommes en particulier, pour le bonheur des sociétés si mal influencées, si violemment contrariées dans leurs tendances. Toute éducation doit exercer l'intelligence de manière à lui donner le plus grand développement possible sans nuire toutefois à celui des autres organes.

Les différences intellectuelles les plus saillantes se font assurément remarquer entre beaucoup d'enfants d'une même famille, comme la diversité de leurs traits. Soumis aux mêmes habitudes, aux mêmes préceptes, ils sont loin d'avoir les mêmes penchants ; cependant on n'en tient compte, et remarquez-le bien, on ne se montre pas plus raisonnable pour le développement d'aucun autre organe. Une alimentation commune ne leur convient pas plus que des impressions communes, et ils sont continuellement soumis aux mêmes modificateurs ; c'est ainsi qu'on blase, qu'on émousse au lieu de perfectionner. L'organe de la pensée ne s'écarte aucunement de certaines lois physiologiques fondamentales qui sont communes à tous nos tissus ; il se développe par l'exercice, il s'altère par la fatigue. On conclurait facilement de ces données précieuses que chacune de ses parties peut acquérir plus de perfection par une culture spéciale, et que tel enfant, ainsi impressionné serait un jour un citoyen utile qui, soumis à d'autres règles, ne devient qu'un homme incommode et fatigant. On a souvent l'occasion de déplorer dans la société de ces fâcheuses nullités, qu'on ne manque pas de mettre toujours sur le compte de la nature, et qui sont bien aussi souvent le fruit d'une mauvaise éducation. Il faudrait que les hommes qui se consacrent à cette occupation importante, connussent bien les lois de l'organisation. Je ne puis omettre d'exprimer une opinion bien sentie, c'est qu'ici, comme dans bien d'autres spécialités, presque tout est à refaire; depuis l'habitude de faire réciter à l'enfant des fables qu'il ne comprend pas, jusqu'à celle de lui faire perdre dix ans de son temps à apprendre imparfaitement une langue morte qui ne lui est d'aucune utilité.

Je dois encore dire un mot de l'éducation des femmes. A voir la manière dont chacune est élevée, on serait tenté de croire qu'on veut en faire une dépendance, un meuble de l'homme plutôt qu'une compagne et une amie. Chez elles, tout est gêne et contrainte; on ne leur inspire aucune indépendance, conséquemment aucune dignité. Il résulte de là, qu'à force d'avoir entendu dire qu'elles ne doivent avoir ni opinion, ni volonté, elles s'en remettent entièrement à leurs maris, et que si ces maîtres absolus ne justifient par une grande supériorité ce rôle tyrannique, ou s'ils ne remplissent par une excessive complaisance le vide qu'on a laissé dans les têtes de leurs femmes; en un mot, s'ils ne les mènent promener, s'ils ne les conduisent au bal, s'ils ne les font penser, puisqu'on les a habituées à ne le jamais faire seules, elles voient se détruire toutes les illusions qu'elles se sont faites et s'ennuient dans leur intérieur, ce qui est le plus grand malheur qui puisse arriver à la famille.

De ce qui précède, il est facile de résumer les observations suivantes : le cerveau en travail faisant une grande dépense de sensibilité, il faut l'exercer modérément et surtout varier les objets auxquels on l'applique. La concentration dont il devient le siége lorsqu'on l'exerce s'opposant au libre accomplissement des fonctions digestives, il faut éviter de se livrer à la méditation peu de temps après le repas. L'estomac et le cerveau étant chacun, au moment de son travail, un centre de fluxion, ne peuvent s'y livrer concurremment. Le matin est le meilleur moment pour l'étude; le repos de la nuit a réparé les forces ; le cerveau, libre des occupations de la veille qui le troublaient en sens divers, peut se livrer à l'étude des questions les plus difficiles sans nuire aux autres organes. Jamais la pensée n'est plus libre et plus hardie, jamais on n'est plus satisfait de son produit. Si les moments consacrés à l'étude ne doivent pas être trop prolongés, ils ne doivent pas non plus être trop courts, car il faut au cerveau un certain temps d'action pour retrouver toute son aptitude ; il n'est pas de plus mauvais travail que celui qu'on interrompt fréquemment.

§. 3. — *Passions.*

Les passions remuent le monde, elles agitent aussi les individus. Le premier point de vue appartient spécialement à la philosophie générale, le second rentre plus directement dans la médecine ; je me bornerai à celui-là. Je vais aborder simplement un sujet de physiologie, d'hygiène, c'est-à-dire l'influence des passions sur l'homme même qui les ressent.

Dans son étymologie, *passion* signifie souffrance. Cependant toutes les passions ne s'accompagnent pas de tourments ; il en est de riantes et de satisfaites auxquelles l'homme est redevable du plus haut degré de contentement qu'il puisse atteindre; le transport, le ravissement, l'enthousiasme, l'extase sont l'expression saillante de ces états plus ou moins rapides de délicieuse satisfaction. On doit entendre par passion tout sentiment violent, toute préoccupation vive et opiniâtre du cœur et de l'esprit. L'influence des passions sur la santé dépend à la fois, de leur degré, de leur espèce et de la constitution physique des sujets passionnés. Le degré des passions est d'une difficile appréciation : dans les jugements que nous portons sur leur point de départ, leur gradation et leur apogée nous sommes considérablement influencés par notre propre manière de sentir qui est pour chacun si variable. C'est ainsi que les caractères de la passion se produisent partout aux yeux du sujet apathique, tandis que celui qui est passionné voit partout de l'apathie. Les passions tiennent le système nerveux dans un état de tension qui l'use, et la fatigue de ce grand ressort finit par faire éclater des désordres sur tous les points de l'économie; la sensibilité s'exalte, le sommeil s'enfuit, toutes les fonctions qui concourent à la nutrition s'altèrent, il en résulte l'amaigrissement, et il est de notoriété publique que les passions abrègent l'existence.

On a distingué des passions agréables, gaies, expansives, excitantes et des passions tristes, douloureuses, concentrées, dépressives. Nul doute que la manière d'agir et le résultat de l'action des passions de l'une ou de l'autre catégorie ne soient fort dissemblables. Les passions mêlées de plaisirs ne peuvent nuire que par leur excès, souvent elles sont salutaires, elles sont un indice de santé et contribuent à la maintenir. Leur excès est à craindre ; en effet, elles développent outre mesure la sensibilité, et les sujets trop sensibles ne sont pas les plus heureux. Les passions mêlées de peines, de douleurs, qu'on appelle tristes, par opposition aux autres qu'on dit gaies, sont toujours nuisibles. Indépendamment des maladies nerveuses, la *mélancolie*, l'*hypocondrie*, l'*hystérie*, dont elles sont la source ordinaire, elles altèrent profondément la nutrition, elles conduisent à la fièvre *étique*, au *marasme*. Il est aujourd'hui démontré qu'elles ont une part très grande à la production des lésions organiques telles que le *cancer*, les *tubercules*, les *anévrismes*. Il est inutile de faire figurer nominativement chaque passion de l'un ou de l'autre genre; celui qui les éprouve ne risque pas de se méprendre sur leur nature, il sait mieux que le philosophe qui les classe, si elles sont tristes ou gaies. Il serait d'ailleurs bien difficile d'établir ces classifications avec rigueur. La même passion pourra figurer dans les deux classes selon qu'elle sera contrariée ou satisfaite. Dans quelle catégorie placera-t-on l'amour, par exemple ? On pourra en faire la plus heureuse ou la plus malheureuse des passions. Si l'on n'en veut prendre que les symptômes, la confusion sera moins à craindre; ainsi on trouve pour celles qui sont gaies le *zèle*, l'*activité*, l'*espérance*, la *joie*, l'*admiration*, le *transport*, l'*enthousiasme*, le *ravissement*, l'*extase*, etc. ; on remarquera dans le cortège des passions tristes et dépressives, l'*abattement*, le *découragement*, le *désespoir*, le *dégoût*, l'*inquiétude*, le *chagrin*, la *douleur*, la *crainte*, la *frayeur*, la *honte*, l'*horreur*, etc. La meilleure pierre de touche des passions, quant à leur nature gaie ou triste, c'est la conscience. Toute passion qui tend vers le bien est accompagnée de contentement, et si elle vient à rencontrer des contrariétés, des revers il reste de la force et du courage pour réagir. Les passions mauvaises, au contraire, celles qui tendent essentiellement vers la ruine des mœurs et de la santé, la *jalousie*, la *haine*, la *colère*, la *vengeance*, l'*orgueil*, la *cupidité*, l'*avarice*, le *jeu*, les *boissons*, etc., sont assurément de nature triste; elles ne peuvent procurer que des satisfactions fugitives; le chagrin, le remords et souvent les maladies les suivent de près.

J'ai dit que l'influence des passions dépendait encore de la constitution physique et morale des individus; cette observation est d'une évidence presque naïve, il faut que la constitution se prête à la passion, puisqu'il est des sujets qui n'en sauraient avoir. Les tempéramments *mélancoliques*, *nerveux* et *bilieux* prédisposent le plus aux passions; en même temps que les âges, elles subissent l'influence des sexes, des climats et des saisons, le régime n'est pas même étranger à certaines d'elles.

C'est un fait acquis; autant les passions agrandissent le mouvement social, favorisent le progrès des sciences, des lettres, des arts, du commerce, de l'industrie, autant elles sont redoutables aux sociétés et plus encore aux individus qui les éprouvent. En animant l'existence, elles en abrègent la durée, semblables en cela au souffle rapide qui avive et consume la matière ignée. Laissant à part l'éclat qu'elles peuvent jeter sur la civilisation, et qui ne laisse pas d'être terni par d'horribles taches, ne considérant que leur action sur l'homme qu'elles dominent, les passions, prises en masse, font beaucoup plus de mal que de bien. Il importe donc à chacun, pour son bien-être personnel, d'éloigner leur tyrannie, de rester maître de soi, et de fortifier suffisamment sa raison pour qu'elle puisse toujours équilibrer l'imagination et le sentiment qui tendrait vers l'exagération.

Après avoir modifié le corps par des moyens qui doivent varier selon la nature des passions et la constitution des sujets (*gymnastique*, *distraction*, etc.), il convient de recourir à une bonne éducation morale, intellectuelle. C'est déplorable de voir combien, en cherchant à développer l'esprit, on s'occupe peu de former le caractère et surtout cet empire sur soi-même, sans lequel on ne sait ni ce qu'on est ni ce qu'on deviendra. Sans réflexion dans les entreprises, sans volonté dans les décisions, sans conscience dans l'exécution, l'homme sans principes, en qui la raison ne domine pas, devient l'esclave et le misérable jouet des circonstances qui l'entourent.

§. 4.—*Mouvement.*

Le cerveau qui est le siège de l'intelligence est aussi celui des mouvements volontaires.

On donne le nom de *locomotion* à tout mouvement du corps provenant de la contraction des muscles soumis à l'empire de la volonté. Je l'ai déjà dit, chacun de nos organes a besoin d'une action modérée pour se tenir dans son état normal ; plus un appareil est exercé, plus il acquiert de développement et de prédominance sur les autres ; aucune partie de nous-mêmes ne fait exception à cette loi de l'organisation. Les anciens avaient peut-être donné trop de soin au développement des forces locomotrices. Chez eux la gymnastique était la partie principale de leur éducation ; des honneurs publics étaient rendus, des statues élevées aux vainqueurs des jeux olympiques. Chez nous, au contraire, on néglige infiniment trop l'action musculaire du moins dans la portion de la société qui exerce beaucoup les organes du sentiment et de l'intelligence. Les mouvements tantôt transportent le corps d'un lieu dans un autre, tantôt changent seulement la situation relative de ses parties, d'autres fois établissent dans quelques organes certaines dispositions, d'où naissent la voix et les diverses espèces de langages : delà une division facile des mouvements en *producteurs de la voix et de la parole et des mouvements actifs et passifs.*

Les mouvements actifs sont ceux que l'homme se donne lui-même et dans lesquels il est à la fois puissance, moteur et mobile (*marche*, *course*, *saut*, *danse*, *escrime*, etc.) ; dans les mouvements *passifs*, au contraire, le corps ne fait que recevoir une impression étrangère (le *cheval*, la *voiture*, la *navigation*, *etc.*).

Les exercices ont une très grande influence sur toutes les fonctions de l'économie. Pour produire un bon résultat, ils doivent être modérés ; ceux qui suivront le repas ne seront jamais violents ; il est convenable qu'ils soient alternés autant que possible, afin de ne pas exagérer la sensibilité d'un appareil aux dépens des autres, et de ne point user promptement la vie. Tous les organes ont besoin d'agir plus ou moins ; c'est une erreur grossière que de regarder le repos comme naturel à l'homme : ce qui ne lui est nullement convenable, c'est l'occupation continuelle ou l'inaction sans fin ; dans l'un comme dans l'autre cas, les organes se détériorent, la vie cesse ou ne se conserve plus qu'imparfaitement. Elle s'entretient, au contraire, dans toute sa perfection, au moyen des alternatives continuelles de travail et de repos. Les gens qui ne marchent pas engraissent beaucoup et cet embonpoint excessif est loin d'indiquer une bonne santé. C'est un état maladif qu'on développe à volonté chez certains animaux sacrifiés aux plaisirs de nos tables, privés préalablement de tous mouvements et de l'impression de la lumière. Il convient donc que l'homme s'agite; la satisfaction de ses besoins qui exigent du travail de sa part, est parfaitement d'accord avec sa santé. L'activité continuelle de la société, les rapports et les échanges non interrompus sur lesquels elle repose ne sont que l'application de cette loi de l'organisation.

La *voix*, interprète fidèle de la pensée, est produite par l'organe respiratoire et un appareil particulier appelé *larynx* ; son développement demande une attention sérieuse ; c'est dans l'enfance que cette fonction peut être préparée à une étendue et à une force plus grande que la nature ne l'aurait faite d'elle-même. Il est de la plus haute importance de réformer dans le jeune âge ce que cette faculté peut avoir de vicieux. L'exercice peut modifier beaucoup, même souvent faire disparaître le bégaiement dont la cause probable a son siège dans l'organe de la pensée. En effet, cette imperfection est d'autant plus prononcée que le bègue se trouve dans une assemblée plus nombreuse, et que sa timidité est conséquemment plus mise à l'épreuve. L'action des organes de la voix est entièrement subordonnée à celle du cerveau : si celle-ci est rapide, l'élocution sera facile et élégante. La lecture à haute voix, la déclamation, le chant ne doivent pas être négligés. Il faut habituer les enfants à articuler nettement, à bien prononcer, à ne point imprimer à leurs paroles des inflexions d'hésitation ou de flatterie qu'on ne manque pas d'encourager en eux et qui contribuent beaucoup à leur donner des habitudes craintives et serviles (Voir ma *Thèse inaugurale*, 1834).

Les femmes prenant peu d'exercice musculaire éprouvent plus vivement que nous le besoin de parler; c'est une conséquence toute naturelle de leurs habitudes sédentaires, et de même que le besoin de marcher se fait sentir chez quelques personnes après le repas, c'est aussi à ce moment et comme pour favoriser la digestion, que beaucoup de femmes se sentent le plus disposées à causer. On ne peut révoquer en doute l'influence d'un entretien agréable sur l'action gastrique; si les repas nombreux auxquels il est rare qu'on ne mange pas plus que de coutume n'incommodent pas souvent, c'est sans doute à cause des avantages de la conversation.

Les passions ont une grande influence sur la voix. Dans celles qui sont tristes elle est grave et sombre ; la colère lui donne de l'éclat, la fureur la rend quelquefois impossible, la timidité l'affaiblit, l'amour lui imprime de la douceur et de la flexibilité. On reconnaît souvent à sa voix un homme dur, emporté, timide, orgueilleux ou hypocrite. Les cris, exigeant une émission de voix très considérable et très brusque, sont extrêmement pénibles et dangereux. L'hémoptysie, des maladies du cœur, des hernies peuvent en être la suite.

Certaines substances paraissent altérer sensiblement la voix; ce sont les aliments âcres qui contiennent une huile essentielle capable de se rancir et de déterminer quelque irritation sur la membrane muqueuse de la gorge, telles sont les noix, les amandes, les noisettes; les boissons alcooliques lui donnent une rancidité remarquable. L'action répétée du froid et de l'humidité produit le même effet.

Je dois dire ici quelques mots du geste qui vient à l'aide de la voix articulée, pour lui donner plus d'expression, ou qui la remplace chez le *sourd-muet*. La physionomie, l'attitude, les mouvements du bras, prêtent un grand secours à l'action de la parole et concourent puissamment à l'éloquence des passions. Les peuples méridionaux font un usage plus fréquent du geste que ceux du nord, parce qu'ils sentent plus vivement. Des gestes trop multipliés donnent au langage une apparence d'exagération qui dispose mal l'auditeur : le geste a besoin d'être réglé par l'éducation ; on fera bien d'habituer l'enfant à ne point en faire abus.

§. 5. — *Sommeil.*

La vie étant une alternative continuelle d'action et de repos, la sensibilité s'épuise et a besoin d'être réparée. Le sommeil est l'inaction plus ou moins complète, plus ou moins durable des fonctions qui nous mettent en relation avec les objets extérieurs. L'homme endormi cesse d'être impressionné par les corps qui l'entourent. Le sommeil diffère du repos en ce que ce dernier état n'est que l'action musculaire ; le sommeil est à la fois l'inaction des sens, de la pensée et du mouvement.

Après un espace de temps plus ou moins long, selon la constitution, les habitudes, la nature des occupations, un sentiment de lassitude se manifeste, les mouvements deviennent difficiles, les sens paresseux, la pensée lente et confuse. L'œil cesse le premier d'être affecté, puis les autres sens; mais tous ne sont pas soumis au même degré à la puissance du sommeil : l'ouïe et le tact restent beaucoup plus accessibles que les autres à l'action des corps. Le jour est le moment d'activité de nos organes, la nuit est celui de leur repos; l'obscurité n'est pas la seule raison qui doive faire préférer le sommeil nocturne. Pendant la nuit, l'atmosphère est loin d'être favorable à la santé, et le meilleur moyen de se soustraire à son influence est de se livrer au repos dans des appartements à l'abri de son action. Les professions qui exigent des travaux de nuit sont toutes dangereuses. Aucun besoin n'est plus impérieux que celui du sommeil; il est difficile d'y résister, à moins que l'abus de la pensée n'ait exalté la sensibilité cérébrale d'une manière presque morbide. Les effets du sommeil sont promptement sentis; à l'accablement et à la fatigue qui le précédaient succède un sentiment de bien-être, une grande activité; jamais l'organisation n'est mieux disposée, jamais les mouvements ne sont plus libres, la pensée plus juste et plus féconde qu'après le sommeil.

Celui des gens qui réfléchissent beaucoup est léger, imparfait, et n'est réellement qu'une diminution d'activité. Ces personnes s'éveillent avec la plus grande facilité, au moindre bruit, au plus léger soufle et avec la même liberté intellectuelle que si elles venaient de raisonner. Les hommes, au contraire, dont le sommeil est profond, s'éveillent très difficilement; quelquefois il est impossible d'y parvenir. Le bruit, le mouvement, les tractions sont inutiles et si l'on y réussit, on les voit conserver long-temps l'air étonné; ils ressaisissent à grande peine l'usage de la pensée après avoir lentement parcouru des yeux tout ce qui les entoure.

Le sommeil complet, dans lequel il n'y a ni mouvement ni pensée, est assez rare; il est peu de personnes qui ne changent plusieurs fois de situation pendant le repos. Il est aussi très ordinaire que quelques parties de l'intelligence veillent tandis que les autres dorment, ce qui donne lieu à des pensées imparfaites et plus ou moins bizarres, ce sont les *rêves*.

Un certain nombre d'heures doit être accordé chaque jour au sommeil; il est relatif à chaque individu; six ou huit heures conviennent communément au plus grand nombre de personnes. Un trop long sommeil a beaucoup d'inconvénients; il ruine les facultés intellectuelles et les organes locomoteurs par le défaut d'exercice; la chaleur de la couche n'est pas un moyen de corriger la faiblesse que produit trop fréquemment cette funeste habitude, qui moissonne tant de victimes bien avant l'époque orageuse de la puberté.

Il est peu convenable de reposer deux dans le même lit; quelque large qu'il soit, il ne peut permettre assez de liberté; le corps a besoin d'une assez grande quantité d'air, la présence de deux personnes dans un lit y cause trop de chaleur. D'autres motifs aussi puissants doivent engager l'homme à séparer sa couche de celle de sa femme; cette dernière est vraiment malade pendant un tiers de chaque mois; elle a besoin alors d'un air encore plus renouvelé que de coutume. Le contact non interrompu de personnes de sexes différents éveille des désirs trop fréquents et d'une satisfaction trop facile.

Chaque personne prend dans son lit la position la plus commode; celle sur le côté droit est généralement la meilleure; sur le côté gauche, les battements du cœur sont gênés; sur la poitrine et le ventre, la respiration n'est pas libre; quelle que soit celle que l'on prenne, les membres doivent être dans une demi-flexion toujours plus favorable au délassement, que l'extension complète. L'habitude de dormir dans la journée est mauvaise ; elle est presque toujours le résultat de la mollesse ou d'une alimentation trop abondante; ce sommeil n'est pas réparateur ; il laisse la tête pesante et la bouche amère.

Dans un sommeil imparfait, le cerveau incomplètement endormi est occupé par des images bizarres, par des conceptions incertaines, par des scènes dont quelques personnes conservent au réveil un souvenir exact et d'autres à peine quelques idées confuses. Deux causes produisent des rêves fréquents, une disposition particulière du cerveau et des occupations trop actives. Les rêves sont presque toujours en rapport avec les pensées habituelles de la veille ; de là de grandes modifications apportées par l'âge, les passions, les circonstances particulières. Le plus ordinairement le cerveau rêvant n'exerce aucune action sur les mouvements. Les personnes endormies croient parcourir de grandes distances, converser, agir, et sont réellement dans le silence et l'immobilité. Quelques-unes parlent en rêvant, font beaucoup de mouvement, marchent même, cette dernière spécialité caractérise le *somnambulisme*. Quelquefois il y a volonté de marcher, de fuir, de parler avec le sentiment de l'impossibilité de le faire. Alors les efforts les plus grands et les plus pénibles sont faits pour y parvenir : c'est le *cauchemar* ; cette disposition est souvent produite par la mauvaise habitude de manger immédiatement avant de se mettre au lit. Chez les enfants le cauchemar peut être le résultat des impressions fâcheuses que jettent dans leurs jeunes têtes les contes absurdes de revenants et d'apparitions nocturnes dont tant de gens ont la sottise de les entretenir.

APPENDICE.

Depuis long-temps on éprouve le besoin d'études spéciales sur le mode d'action des professions, et sur les moyens propres à en atténuer la dangereuse influence. Il y a déjà quelques années que l'hygiène a été rappelée dans la voie de l'observation, hors de laquelle elle ne peut faire de progrès véritables : on comprend enfin que des opinions, pour être anciennes ou pour avoir été émises par des hommes d'une grande réputation, ne sont pas *vérité incontestable*.

Pour examiner les avantages et les inconvénients de chaque profession, il me faudrait un volume ; je donnerai seulement quelques idées relatives aux manufactures.

Ouvriers.

Aujourd'hui que l'industrie a acquis un si énorme développement, cette question est devenue d'intérêt général. Dans presque tous les ateliers, les ouvriers sont rassemblés en grand nombre dans des pièces d'où ils ne sortent pas pendant la plus grande partie de la journée. Or, ces pièces étant chauffées par des calorifères ou par la vapeur, l'air ne peut s'y renouveler, comme dans les appartements à cheminées : il en résulte que les ouvriers respirent un air altéré et ne tardent pas à ressentir les effets débilitants produits par une atmosphère chargée d'acide carbonique. Les individus qui sont arrivés à l'âge adulte n'éprouvent en général que peu d'inconvénient de cet état de choses, comparé à ce qui en résulte pour les jeunes sujets. La maladie scrofuleuse en est la suite habituelle.

L'introduction des machines dans les fabriques, en permettant l'emploi des enfants, a porté le mal à un haut point. Rien, en effet, de plus affligeant que le spectacle offert par cette classe si intéressante et si digne de pitié ! Le travail des filatures commence généralement à cinq heures du matin pour finir à huit ou neuf heures du soir ; souvent il se prolonge au-delà de ces heures. Il est des filateurs qui font travailler jusqu'à dix-sept heures par jour, et les seuls moments de repos sur ces dix-sept heures sont une demi-heure pour le déjeûner, et une heure pour le dîner. Beaucoup d'ouvriers demeurent à une distance d'une lieue qu'il leur faut faire, dans toutes les saisons et par tous les temps, pour retourner chez eux. Ainsi, sans parler de la nourriture peu substantielle qu'ils peuvent se donner, du mauvais état de leur chaussure et de leur habillement, il est des ouvriers de tout âge, des enfants mêmes, qui tous les jours de la semaine sont obligés de quitter le toit paternel à trois ou quatre heures du matin, pour être rendus à l'atelier à cinq heures, et ne rentrent qu'à dix ou onze heures du soir ; ne pouvant consacrer, de la sorte, que quatre ou cinq heures à leur repos, à leur sommeil. Faut-il s'étonner maintenant si les ouvriers de fabriques forment une classe d'hommes rabougris et usés avant le terme fixé par la nature? si les cantons manufacturiers fournissent un nombre d'hommes propres au service militaire moitié moins considérable que les cantons agricoles ? De semblables résultats rendent bien légitime la vivacité avec laquelle des hommes généreux élèvent la voix en faveur de ces malheureuses victimes de la cupidité de certains industriels.

Il résulte des renseignements que je me suis procurés, qu'un malheureux enfant de dix ou douze ans ne peut, avec un travail de quatorze à quinze heures par jour, gagner de quoi suffire à sa nourriture : un enfant de cet âge reçoit deux francs soixante-quinze centimes par semaine, et ses aliments lui coûtent au moins trois francs. On peut juger d'après cela de la prétendue aisance que le travail de ces enfants apporte dans les familles.

Quant à la santé, elle souffre d'une manière notable. Comment en serait-il autrement avec la prolongation excessive du travail dans des ateliers maintenus à une haute température et dont l'atmosphère est d'ailleurs si viciée et si nuisible, qu'on y ressent une gêne de la respiration, même au bout de quelques minutes? Ces causes produisent un état de langueur et de débilité, la perte de l'appétit, des maladies de poumons, l'asthme, la phthisie, la déformation des membres, de la colonne vertébrale, les *scrofules*, et une foule d'autres maladies. Les jeunes filles sont très sujettes aux dérangements du *flux menstruel*, et à la *chlorose*. Si ces maladies ne tuent pas promptement les enfants, au moins la durée de la vie est considérablement diminuée.

Toutes les parties de l'industrie n'offrent pas la même insalubrité. Le *filage* du coton est le travail le plus dangereux ; puis vient le *cardage*, et, en dernier lieu, le *tissage*. Dans les filatures où l'on veut obtenir des fils très fins, l'on est obligé d'entretenir une température assez élevée, habituellement de 26 à 28 degrés, quelquefois davantage ; de plus, il faut que l'air soit imprégné d'une notable quantité d'humidité. Souvent même on maintient les fils dans de l'eau à une chaleur assez élevée : de sorte que les ouvriers, obligés de plonger les bras dans l'eau, ne tardent pas à être mouillés. En général, le nombre des individus accumulés dans le même local est extrêmement considérable, et, de plus, les machines donnent lieu à un dégagement continuel de particules fines de coton, qui voltigent dans l'air, et s'introduisent dans les poumons à chaque inspiration. Dans ces ateliers, l'éclairage contribue beaucoup à échauffer et à vicier l'air qu'on y respire. D'un autre côté, les machines échauffées, que l'on a soin de maintenir bien huilées, exhalent une odeur extrêmement désagréable d'huile rance. Voilà, certes, une série de causes d'insalubrité bien suffisantes ; mais, c'est justice de le dire, dans quelques établissements créés par des individus qui n'ont pas cherché l'économie avant tout, on a mis en usage tous les moyens propres à contre-balancer, autant que possible, ces fâcheuses influences. Des courants d'air établis avec soin, une extrême propreté, une ventilation souvent répétée, des cheminées d'appel, des toiles métalliques très fines adaptées aux fenêtres, le soin d'ouvrir celles-ci dans l'intervalle des travaux, la suspension de ceux-ci plusieurs fois dans la journée : tels sont les procédés qui remplissent un but avantageux. Le nombre, il est vrai, de ces établissements est petit, et la grande majorité des manufacturiers persistent dans une insalubre routine.

Outre les maladies internes, auxquelles sont sujets les ouvriers des manufactures de coton, je dois signaler aussi les accidents auxquels ils sont trop souvent exposés. Depuis l'introduction de machines à carder, à filer, mues par une chute d'eau, un manège ou une machine à vapeur, il ne se passe pas d'année sans qu'un grand nombre d'ouvriers ne soient atteints, dans leurs ateliers, de blessures plus ou moins graves. Combien sont fréquents les écrasements, les fractures, les déchirures des doigts, de la main, de l'avant-bras! et, si ces blessures guérissent sans de grands accidents, combien aussi n'en voit-on pas qui sont suivies de symptômes mortels! Ce malheur arrive aux ouvriers le plus souvent lorsque, les machines fonctionnant à découvert, ils s'en approchent et les touchent sans précaution. Une opération qui les expose surtout à être blessés, est celle du graissage et du nettoiement du rouet et des pignons des métiers, ainsi que des roues intermédiaires, pratiquée pendant que ces roues continuent à fonctionner.

Je ne puis entrer ici dans le détail des moyens proposés pour obvier, autant que possible, à ces accidents. Ils consistent surtout à entourer et à enfermer plus ou moins exactement les machines comprises sous le nom de *premiers moteurs ;* à n'en confier le nettoiement qu'à des ouvriers d'un âge mûr, intelligents et familiarisés avec le jeu des machines; à établir dans le lieu le plus apparent de chaque atelier un levier au moyen duquel il soit possible de suspendre tout-à-coup les mouvements, soit dans un seul métier, soit dans tous les métiers, soit même dans toutes les machines de l'établissement. Ces moyens bien simples suffiraient pour prévenir les accidents graves et fréquents que l'on observe dans les fabriques, sauf cependant ceux qui sont causés par l'imprudence ou la témérité, et contre lesquels il n'y a pas de prévision possible. Mais qu'on ne s'excuse pas sur l'indifférence et l'incurie des ouvriers : c'est justement parce que ces hommes sont sans instruction; c'est parce qu'ils sont abrutis par leurs travaux; c'est parce que la monotonie d'une opération mécanique, toujours la même, a enrayé le développement de leur intelligence; c'est par ces raisons et par beaucoup d'autres, qu'il faut les entourer de plus de précautions, et éloigner d'eux tout ce qui pourrait leur nuire.

C'est dans le but d'être utile à cette classe malheureuse, qu'un projet de loi a été présenté aux chambres dans la présente session.

Je crois faire plaisir à mes lecteurs en terminant cet article par un passage du rapport de la commission de la chambre des pairs, chargée d'examiner le travail des enfants dans les manufactures :

« D'aussi grandes inégalités ne peuvent laisser le législateur indifférent : elles attestent des plaies profondes et douloureuses; elles révèlent des souffrances individuelles, intolérables; elles rendent la patrie plus faible sous le point de vue des travaux militaires, et plus pauvre sous celui des travaux pacifiques. Nous rougirions de l'agriculture, si, par ses travaux, elle n'amenait à l'âge du labeur qu'une aussi faible proportion de bœufs ou de chevaux en état de travailler, contre un aussi grand nombre d'animaux infirmes ou *difformes*.

« Que ce grand intérêt social soit donc, à la fois, pour les chambres législatives, pour le gouvernement et pour les bons citoyens, l'objet d'une étude constante, afin de mettre un terme à ces tristes non-valeurs, à ces déperditions, à ces dégradations de l'espèce humaine. Lorsque nous découvrons un aussi vaste champ d'améliorations à produire, soyons convaincus qu'il existe autre chose à faire, en faveur de la jeunesse laborieuse, que des appréhensions à calmer, quelques abus légers à réformer, quelques précautions secondaires à prendre.

« Nous remercions sincèrement le ministère de s'être adressé à la chambre des pairs pour le premier projet de loi qui puisse conduire à des résultats salutaires, qui puisse contribuer à guérir la plaie hideuse que nous venons de signaler dans notre état industriel et social. La chambre fera un premier pas, en améliorant la loi proposée; elle en appellera d'autres, pour ajouter de plus en plus au bien-être du peuple, au développement de son intelligence, et surtout à l'intelligence de ses devoirs; au respect de la vertu, à l'amour d'une patrie qui manifestera, par de tels actes, sa bienfaisance et sa puissance. »

TABLE

DES MATIÈRES.

DEUXIÈME PARTIE.

FIN.

www.ingramcontent.com/pod-product-compliance
Ingram Content Group UK Ltd.
Pitfield, Milton Keynes, MK11 3LW, UK
UKHW031840260826
14628UKWH00002B/501

9 782012 392588